高等职业院校实验实训教材

供医药卫生大类各专业使用

基础化学实验实训

（第2版）

主　编　张稳稳　蒋　文

副主编　丁永良　王丽娟

编　委　（按姓氏汉语拼音排序）

程家蓉（重庆医药高等专科学校）

丁永良（重庆医药高等专科学校）

季卫刚（重庆医药高等专科学校）

蒋　文（重庆医药高等专科学校）

蒋金霞（重庆医药高等专科学校）

牛亚慧（重庆医药高等专科学校）

秦　渝（重庆医药高等专科学校）

王丽娟（重庆医药高等专科学校）

杨　旭（重庆医药高等专科学校）

张稳稳（重庆医药高等专科学校）

科学出

北　京

内 容 简 介

本教材共 6 章，第 1 章为基础化学实验规则，系统地介绍化学实验的目的和要求、化学实验室的规则及安全知识、化学实验意外事故的预防及处理等；第 2 章为基础化学实验基本知识，介绍了常用仪器的用途、图例，化学试剂的规格、存放和取用等；第 3 章为基础操作部分，介绍过滤、蒸发、浓缩等常规操作；第 4 章为基础性实验；第 5 章为综合性实验；第 6 章为设计性实验。

本教材适合医药卫生大类各专业使用。

图书在版编目（CIP）数据

基础化学实验实训 / 张稳稳，蒋文主编. — 2 版. 北京 : 科学出版社，2024. 6. —(高等职业院校实验实训教材). — ISBN 978-7-03-078959-4

Ⅰ. R313-33

中国国家版本馆 CIP 数据核字第 20243DC292 号

责任编辑：丁海燕 / 责任校对：周思梦

责任印制：师艳茹 / 封面设计：涿州锦晖

科学出版社 出版

北京东黄城根北街 16 号

邮政编码：100717

http://www.sciencep.com

三河市骏杰印刷有限公司印刷

科学出版社发行　各地新华书店经销

*

2018 年 8 月第　一　版　开本：850×1168　1/16

2024 年 6 月第　二　版　印张：7 1/2

2024 年 6 月第 七 次印刷　字数：221 000

定价：39.80 元

（如有印装质量问题，我社负责调换）

前　言

为深入贯彻党的二十大精神，落实立德树人的根本任务、坚持职业教育的发展方向，本教材统筹职业教育、高等教育，推进产教融合、科教融合，是“十四五”职业教育国家规划教材、国家职业教育药学专业教学资源库《有机化学》《无机化学》《化学基础及分析技术》《医用化学》等教材的配套教材，可作为医药卫生大类各专业学生的化学实训教材或教学参考书。

本教材共6章，第1章为基础化学实验规则，系统地介绍化学实验的目的和要求、化学实验室的规则及安全知识、化学实验意外事故的预防及处理等；第2章为基础化学实验基本知识，介绍了常用仪器的用途、图例，化学试剂的规格、存放和取用等；第3章为基础操作部分，介绍过滤、蒸发、浓缩等常规操作；第4章为基础性实验；第5章为综合性实验；第6章为设计性实验。

本教材有以下特点：

1. 定位准确、科学规划　针对高职高专学生知识结构特点，衔接高中、中职基础知识，接续本科相关内容要求，做到科学规划、精准定位。满足不同程度学生需求，为后续专业课程学习、学生发展打好基础。

2. 以行业要求为导向，注重可持续发展　本教材参考药品研发企业、生产企业、医院等相关单位的意见和建议，注重学生职业素质培养和可持续发展能力培养，真正将教材与行业新发展理念相结合，理论与行业新技术相衔接，同时也满足高职高专学生可持续发展的能力培养。

3. 内容编排更系统　本教材内容包括化学实验的基础知识、基本操作、基础性实验，也涉及综合性实验，做到职业教育与持续发展相结合；涉及学科包括了无机化学、有机化学、分析化学、中药化学等，可满足药品、中药学、医学检验技术等多个专业的基础化学实训需求。

4. 思政元素的融入　本教材将安全生产意识、环保意识、规范意识、严谨意识融入实训教材，培养学生的大国工匠精神、良好的职业素养，促使学生在学好基础课的同时，提高自身竞争力，具备社会责任感。

由于编者的水平所限，教材可能存在疏漏之处，敬请使用本教材的师生批评指正，以便不断修改，使本教材更趋完善。

编　者

2023年10月

目　录

第1章 基础化学实验规则

一、化学实验的目的和要求

（一）实验目的

化学是一门以实验为基础的自然科学。基础化学与医药学紧密相连，是临床医学类、药学类等相关专业学生必修的基础课程，实验是基础化学课程中必不可少的组成部分。通过实验，可以达到以下目的。

1. 巩固和加深学生对化学基本概念、基本理论和基本知识的理解。

2. 学习和掌握化学实验的基本操作、基本技能和基本方法。学会独立进行化学实验、细致观察和如实记录实验现象、正确处理实验数据、表达实验结果，逐步提高对实验现象及实验结果进行分析判断、逻辑推理和得出正确结论的能力。

3. 培养实事求是、严谨认真的科学态度，一丝不苟、精益求精、准确细致的操作习惯，以及互助协作的团队精神。

4. 学习科学研究的基本方法，培养实验综合能力，为逐步掌握科学研究方法和优良的实验综合素质打下基础。

（二）基本要求

基础化学实验是在教师的正确引导下由学生独立完成的，为了达到实验目的，学生需要达到以下基本要求。

1. 课前充分预习，写好预习报告

（1）认真阅读实验教材和相关的理论教材，必要时查阅相关文献资料。

（2）明确实验目的，理解实验原理，熟悉实验内容、方法和步骤，记住实验注意事项，预测实验现象和结果，思考可能影响实验成败的关键因素。

（3）了解实验所涉及的基本操作和实验技术，仪器的使用方法。

（4）简明扼要地写出预习报告。重点表述简要的实验原理、实验步骤、操作要点、实验条件和注意事项，设计好记录实验现象或原始数据的表格。

（5）观看实验基本操作或仪器使用的多媒体课件与视频。

2. 认真倾听讲解，仔细观看示教，积极参与讨论

（1）实验开始前，注意倾听实验指导教师对实验重点、要点、注意事项和成败关键点的讲解。

（2）仔细观看指导教师的示范操作、仪器的使用示教。

（3）对指导教师组织的实验课题进行讨论，应积极思考、踊跃发言。

3. 认真实验，规范操作

（1）依据实验内容和操作步骤认真实验，操作时要规范、胆大、心细、准确。

（2）集中精力，仔细观察实验现象，认真测定实验数据，并及时、详细、如实记录。

（3）实验过程中应积极思考，手脑并用，特别是遇到疑难问题或出现异常现象时，要认真分析并查找原因，提出解决办法。

（4）注意安全、节约、环保及实验台面整洁、有序。

4. 独立完成实验报告 学生需要独立完成实验报告。一份优秀的实验报告必须具备准确、客观、简洁、明了四个特点。

实验报告的格式一般包括以下几个方面。

（1）实验目的和原理。简明扼要地说明进行实验的目的和原理。对实验中所采用的技术和方法，作简单扼要的表述，并阐述运用该方法和技术与完成本实验项目之间的关系。

（2）主要仪器和试剂。

（3）实验内容或实验步骤。在充分理解原理和操作步骤的基础上，对整个实验操作过程进行概括性描述，内容尽量简洁、清晰、明了，避免长篇抄录教材，如成分的分离、提取和制备，可以用流程图表述。

（4）实验记录和数据处理。实验记录包括对实验过程中所出现的种种现象的仔细观察、对各种数据的客观记录，利用所获得的数据进行数据处理，列出公式和得出结果。对有些项目，应根据实验目的、要求，利用获得的数据正确制作图表。

（5）结果与讨论。这是实验报告中最重要的一部分。首先应对实验结果的准确性进行分析确认，对实验中的误差或错误加以分析，然后综合所观察到的现象和数据得出结论。在此基础上，学生应运用相关的理论知识，结合实验目的和要求进行讨论，对实验中出现的新问题可提出自己的看法，并对自己的实验质量做出自我评价。

（张稳稳）

二、化学实验室规则

为保证化学实验教学安全、有序、顺利地进行，学生应遵守下列实验室规则。

1. 进入实验室前应认真预习实验教材，明确实验目的与要求，理解实验基本原理，了解所用仪器与试剂、实验内容与方法、注意事项等。

2. 学生进入实验室必须穿实验服，不得迟到、早退；在实验过程中保持安静，不得大声喧哗；严禁在实验过程中随意外出，严禁将实验室物品带出实验室，严禁将食物带入实验室并在实验室进食。

3. 实验前首先清点实验所需的仪器与试剂是否齐全，若有缺少或破损应立即报告，由指导教师补充或更换；未经指导教师同意，不得使用其他实验台上的仪器和试剂。

4. 实验时要严格按实验的要求、步骤和试剂用量进行实验，仔细观察实验现象，积极思考问题，如实记录实验现象。

5. 防止试剂浪费和相互污染，试剂应按规定量取用，取用后，应立即盖回瓶塞，切勿错盖试剂瓶；公用试剂、仪器和器材应在指定地点使用，用完后及时放回原处并保持其整洁。

6. 使用腐蚀性强、易燃、易爆和有毒药品要小心谨慎，避免发生事故；发生意外事故时应保持镇静，不要惊慌失措，应立即报告指导教师或实验教学管理老师处理。

7. 实验过程中应保持仪器、实验台面、地面整洁。废纸和火柴梗等固体废物应丢入废物缸，切勿扔在地上或水槽中；待用仪器、试剂摆放应井然有序。

8. 实验完毕，将实验数据和实验现象提交给指导教师审核，经指导教师允许后方可整理仪器、试剂和实验台面。

9. 学生轮流值日。值日生应负责整理公用仪器、试剂和器材，打扫实验室，清理公共实验台面、水槽和垃圾，检查实验室门、窗、水、电、气是否关好，最后经指导教师检查后方可离开。

10. 实验完成后，学生、指导教师和实验教学管理人员应分别做好实验登记工作。

（蒋　文）

三、化学实验室的安全知识

化学实验过程中难免会使用易燃、易爆、有毒或者有腐蚀性的溶剂和试剂，使用不当会发生着火、爆炸、中毒、烧伤等事故。此外，电气设备、玻璃器皿、可燃气体、压力气瓶等使用或者处理不当也会发生相关事故。为保证实验顺利地进行，实验者必须熟悉所使用的试剂或者器具的性能，严格执行实验室安全操作规程，以避免事故发生。

（一）实验室的安全要素及潜在的危险来源

1. 实验室的安全要素　一般包括人（实验人员）、机（仪器设备）、料（溶剂、试剂）、法（操作规程）、环（温度、湿度等），其中人是最关键的因素，大部分安全事故都是由人的不安全行为造成的。

2. 潜在的危险来源　包括化学危险源、物理危险源及生物危险源。

（二）实验室安全须知

1. 实验前必须做好预习，按要求写好预习报告，了解实验所使用的试剂、器具的性能及可能危害，做到心中有数、操作合规有序。

2. 实验前应认真检查所有仪器是否完好无损，实验装置是否正确妥当；熟悉实验室内水、电、气开关及安全用具的放置地点和使用方法。

3. 实验进行中不得擅离岗位，时刻观察仪器有无漏气、漏电、停水、停电等异常情况。

4. 根据实验性质采取必要的安全措施，如戴防护眼罩、面罩、橡胶手套等。熟悉洗眼器、淋浴器的位置并能正确使用。

5. 使用有毒、异臭和强烈刺激性物质时，应在通风橱中操作；对反应产生的有害物质应按规定处理；易燃、易挥发物品不得敞开放置，不得在敞开容器中加热，存放时应随时盖好盖子；接触有毒物质后，应立即洗净双手，以免中毒。

6. 实验中所用化学试剂，不得随意散失、遗弃和污染，使用后须放回原处；不能混淆各种试剂的瓶盖或瓶塞；实验产生的废渣、废液等应倒入指定容器，统一处理；产生的废气应做无害化处理后排放。

7. 使用电器时应防止触电，不能用湿的手接触电插头，以免造成危险。

8. 熟悉实验安全用具如灭火器、灭火毯、消防沙等的放置位置和使用方法。若发生意外，不要惊慌，采取合理的避险措施和安全的处理措施，并报告指导教师或者专职安全人员处理。

9. 实验室内严禁吸烟、喝水、进食和嬉闹，保持实验室的整洁与安静。

10. 实验结束后，要关闭水、电、气等，整理实验台面，及时认真洗手，经老师检查合格后才能离去。

（丁永良）

四、化学实验意外事故的预防及处理

（一）实验室常见外伤

实验室常见的外伤包括眼睛或皮肤灼伤、割伤等，应提前准备常规药品或急救用品，以备发生事故临时处理之用。

1. 眼睛或皮肤灼伤　眼内溅入任何化学试剂后，应立即用大量水冲洗 15 分钟，不可用稀酸或稀碱冲洗。皮肤被酸灼伤时，可先用大量水冲洗，再用稀 $NaHCO_3$ 或稀氨水浸洗，最后再用水洗；被碱灼伤时，可先用大量水冲洗，再用 1%硼酸或 2%乙酸浸洗，最后再用水洗。被溴灼伤时，比较危险，伤口一般不易愈合，可立即用20%硫代硫酸钠冲洗，再用大量水冲洗，然后包上消毒纱布并就医。

2. 眼内掉入异物 若有玻璃碎片进入眼内，一般不可自取，不可转动眼球，可任其流泪，若碎片不出，则用纱布轻轻包住眼睛急送医院处理。若有木屑、尘粒等异物进入眼内，可由他人翻开眼睑，用消毒棉签轻轻取出或任其流泪，待异物排出后再滴几滴鱼肝油。

3. 烫伤 使用火焰、蒸汽、红热的玻璃和金属时易发生烫伤，烫伤后应立即用大量水冲洗和浸泡，若起水疱不可挑破，包上纱布后就医，轻度烫伤可涂抹鱼肝油和烫伤膏等。

4. 割伤 首先要注意预防，尤其是向橡皮塞中插入温度计、玻璃管时一定要用水或甘油润滑，用布包住玻璃管轻轻旋入，切不可用力过猛，若发生严重割伤时要立即包扎止血并送去医院处理。就医时务必检查受伤部位神经是否被切断。

实验室应准备一个完备的小药箱，专供急救时使用。药箱内可备有医用酒精、碘伏（聚维酮碘）、止血粉、创口贴、烫伤膏、鱼肝油、1%硼酸溶液或 2%乙酸溶液、5%碳酸氢钠溶液、20%硫代硫酸钠溶液、医用镊子和剪刀、纱布、药棉、棉签、绷带等。但以上外伤如果比较严重，应紧急处理后立即送伤者到医院治疗。

（二）实验室部分剧毒、强腐蚀物烧伤

1. 浓酸、浓碱等强腐蚀性试剂 使用时应格外小心，切勿溅在皮肤或衣服上，尤其注意保护眼睛。硫酸、盐酸、硝酸、无水乙酸（冰醋酸）、氢氟酸、氢氧化钠、氢氧化钾等物质，均能腐蚀皮肤和衣服。盐酸、硝酸、氢氟酸、氨水的蒸气对呼吸道黏膜及眼睛有强烈的刺激作用，因此在使用上述试剂时应在通风橱中进行，或戴上口罩及防护眼镜。稀释浓硫酸时，应谨慎地在不断搅拌的同时将浓硫酸沿管壁缓缓倒入水中，切不可反向操作。不小心烫伤时可先用大量水冲洗，然后选用相应中和剂洗拭，如 20%碳酸钠（苏打）溶液洗拭（酸类腐蚀）、5%碳酸钠溶液洗拭（氢氟酸腐蚀）、2%硼酸或 2%乙酸溶液冲洗（碱类腐蚀）、热水或 20%硫代硫酸钠溶液敷治（过氧化氢腐蚀）。

2. 苯酚 有腐蚀性，使皮肤呈白色烧伤，若不慎粘到皮肤上可立即用医用酒精将其除去，否则会引起局部糜烂，伤口愈合极慢。

3. 氰化物和氢氰酸 如氰化钾、氰化钠、丙烯腈等，系烈性毒品，甚至与皮肤接触经伤口进入人体，也可引起严重中毒。这些氰化物遇酸会产生氢氰酸气体，易被吸入人体而中毒。在使用氰化物时严禁用手直接接触，大量使用这类试剂时，应戴上口罩和橡皮手套。含有氰化物的废液，严禁倒入酸缸。应先加入硫酸亚铁使之转变为毒性较小的亚铁氰化物，然后倒入水槽，再用大量水冲洗原储放的器皿和水槽。

4. 汞和汞的化合物 汞的可溶性化合物如氯化高汞、硝酸汞都是剧毒物品，实验中应特别注意金属汞（如使用温度计、压力计、汞电极等），因金属汞易蒸发，而汞蒸气有剧毒，又无气味，吸入人体具有蓄积性，容易引起慢性中毒，所以切不可以麻痹大意。

若不慎将汞洒在地上，它会散成许多小珠，滚入各处，成为表面积很大的蒸发面，此时应立即用滴管或毛笔尽可能将它拾起，然后用锌皮接触使形成合金而消除之，最后撒上硫黄粉，使汞与硫反应生成不挥发的硫化汞。

废汞切不可倒入水槽冲入下水管。因为它会积聚在下水管弯头处，长期蒸发、毒化空气，误洒入水槽的汞也应及时拾起。使用和储存汞的房间应经常通风。

5. 砷和砷的化合物 含砷化合物有剧毒，常使用的是三氧化二砷（砒霜）和亚砷酸钠。这类物质的中毒一般由口服引起。当用盐酸和粗锌制备氢气时，也会产生一些剧毒的砷化氢气体，应加以注意。一般将产生的氢气通过高锰酸钾溶液洗涤后再使用，砷的解毒剂是二巯基丙醇，肌内注射即可解毒。

6. 硫化氢 为有毒气体，臭鸡蛋味，它能麻痹人的嗅觉，使用硫化氢和用酸分解硫化物时，应在通风橱中进行。

7. 一氧化碳　煤气中含有一氧化碳，使用煤炉和煤气时一定要提高警惕，防止中毒。煤气中毒，轻者头痛、眼花、恶心，重者昏迷。对中毒的人应立即移出中毒房间，使之呼吸新鲜空气，进行人工呼吸，保暖，及时送医院治疗。

8. 溴　为棕红色液体，易蒸发成红色蒸气，刺激呼吸道、眼睛及烧伤皮肤。使用时应戴橡胶手套，烧伤处应立即用石油醚或苯洗去溴液；或先用水洗，再用稀碳酸氢钠或硼酸溶液洗涤；或用 25%氨溶液-松节油-95%乙醇（1∶1∶10）的混合液涂敷处理。

9. 氢氟酸　氢氟酸和氟化氢皆具剧毒，具强腐蚀性。氢氟酸可灼伤肌体，灼伤轻者剧痛难忍，灼伤重者肌肉腐烂，渗入组织，如不及时抢救，会造成死亡，因此在使用氢氟酸时应特别注意安全，操作必须在通风橱中进行，并戴橡胶手套。

其他实验中遇到的有毒、腐蚀性的无机物，如磷和铍的化合物、铅盐、浓硝酸、碘蒸气等，使用时都应加以注意。禁止在实验室内喝水、吃东西，餐具不要带进实验室，以防被毒物污染，离开实验室及饭前要洗净双手。

（三）实验室火灾预防及灭火常识

1. 火灾预防　实验室失火原因主要包括易燃液体使用不当、加热操作不谨慎或电器电路故障等。预防火灾的措施有以下几条。

（1）易燃物质应储存于密闭容器内并放在专用仓库阴凉处，不宜大量存放在实验室中；在实验中使用或倾倒易燃物质时，注意要远离火源；易燃液体的废液应倒入专用储存容器中，不得倒入下水道，以免引起燃爆事故。

（2）加热乙醚、二硫化碳、丙酮、苯、乙醇等低沸点或中等沸点且易燃液体时，最好使用水蒸气加热，或用水浴加热，并随时观察，不得离开操作岗位，切记不能用直火或油浴加热。

（3）磷与空气接触，易自发着火，应在水中储存；金属钠暴露于空气中亦能自燃且与水能引起猛烈反应而着火，应在煤油中储存。

（4）身上或手上沾有易燃物质时，应立即清洗干净，不得靠近火源，以免着火。

2. 灭火常识　实验过程中一旦发生火灾，不要惊慌，要沉着快速处理，首先尽快切断电源或燃气源，把附近的可燃物品移走，再根据起火原因有针对性灭火。禁止抱着燃烧物往外跑，因为奔跑时会加快空气流通，会燃烧得更猛烈。常见的灭火方式包括以下几种。

（1）石棉布：适用于小火，用石棉布盖上可以隔绝空气灭火。

（2）干沙土：一般装于沙箱或沙袋内，只要抛洒在着火物体上就可灭火。适用于不能用水扑救的燃烧，但对火势很猛、面积很大的火场效果欠佳。沙土应该用干的。

（3）水：为常用的救火物质。它能使燃烧物的温度下降，但一般有机物着火不适用，因溶剂与水不相溶，又比水轻，水浇上去后，溶剂还漂在水面上，扩散开来继续燃烧。但若燃烧物与水互溶时，或用水没有其他危险时可用水灭火。在溶剂着火时，先用泡沫灭火器把火扑灭，再用水降温是有效的救火方法。

（4）泡沫灭火器：为实验室常用的灭火器材，使用时把灭火器倒过来，往火场喷，由于它会生成二氧化碳及泡沫，使燃烧物与空气隔绝而灭火，效果较好，适用于除电流起火外的灭火。

（5）二氧化碳灭火器：在小钢瓶中装入液态二氧化碳，救火时打开阀门，把喇叭口对准火场喷射出二氧化碳以灭火，在工厂、实验室都很适用。它不损坏仪器，不留残渣，对于通电的仪器也可以使用，但金属镁燃烧时不可使用二氧化碳灭火器来灭火。

（6）四氯化碳灭火器：四氯化碳沸点较低，喷出来后形成沉重而惰性的蒸气掩盖在燃烧物体周围，使它与空气隔绝而灭火。四氯化碳不导电，适于扑灭带电物体的火灾。但它在高温时会分解出有毒气体，故在不通风的地方最好不用。另外，在有钠、钾等金属存在时也不能使用，因为有引起爆炸的危险。

除了以上几种常用的灭火器外，近年来生产了多种新型的高效能灭火器。例如，1211 灭火器，它在钢瓶内装有二氟一氯一溴甲烷，灭火效率高。又例如，干粉灭火器是将二氧化碳和一种干粉剂配合起来使用，灭火速度很快。

（四）实验室其他意外事故预防

1. 防爆

（1）易发生爆炸的操作不得对着人进行。

（2）久藏的乙醚使用前应除去其中可能产生的过氧化物，在蒸馏乙醚时应特别小心，切勿蒸干，因为乙醚在室温时的蒸气压很高，与空气或氧气混合时能产生过氧化物而发生猛烈爆炸。

（3）下列物质混合易发生爆炸：①高氯酸与乙醇；②高氯酸盐或氯酸盐与浓硫酸、硫黄或甘油；③高锰酸钾与浓硫酸；④金属钠或钾与水；⑤硝酸钾与乙酸钠；⑥氧化汞与硫黄；⑦磷与硝酸、硝酸盐、氯酸盐。

（4）使用氢气、乙炔等可燃性气体作为气源的仪器时，室内通风要良好，应注意检查气瓶及仪器管道的接头处，以免漏气后与空气混合发生爆炸。

（5）某些氧化剂或混合物不能研磨，否则将引起爆炸，如氯酸钾、硝酸钾、高锰酸钾等。

（6）严禁将强氧化剂和强还原剂放在一起。

2. 用电安全

（1）实验前应检查电线、电气设备有无损坏，绝缘是否良好，认真阅读使用说明书，明确使用方法，切不可盲目地接入电源，使用过程中要随时观察电器的运行情况。

（2）正确操作闸刀开关，使闸刀处于完全合上或完全拉断的位置，不能若即若离。

（3）使用烘箱和高温炉时，必须确认自动控制温度装置的可靠性，同时还需人工定时监测温度。

（4）不要将电气设备放在潮湿处，禁止用湿手或沾有氯化钠溶液和无机酸的手去接触使用中的电器，也不宜站在潮湿的地方使用电气设备。

（5）实验时，应先连接好电路后再接通电源。实验结束时，先切断电源再整理线路。

（6）在电器使用过程中，如发现有不正常声响，局部温升或嗅到绝缘漆过热产生的断开焦味，应立即切断电源，并报告指导教师进行检查。

（王丽娟）

第2章
基础化学实验基本知识

一、常用实验仪器

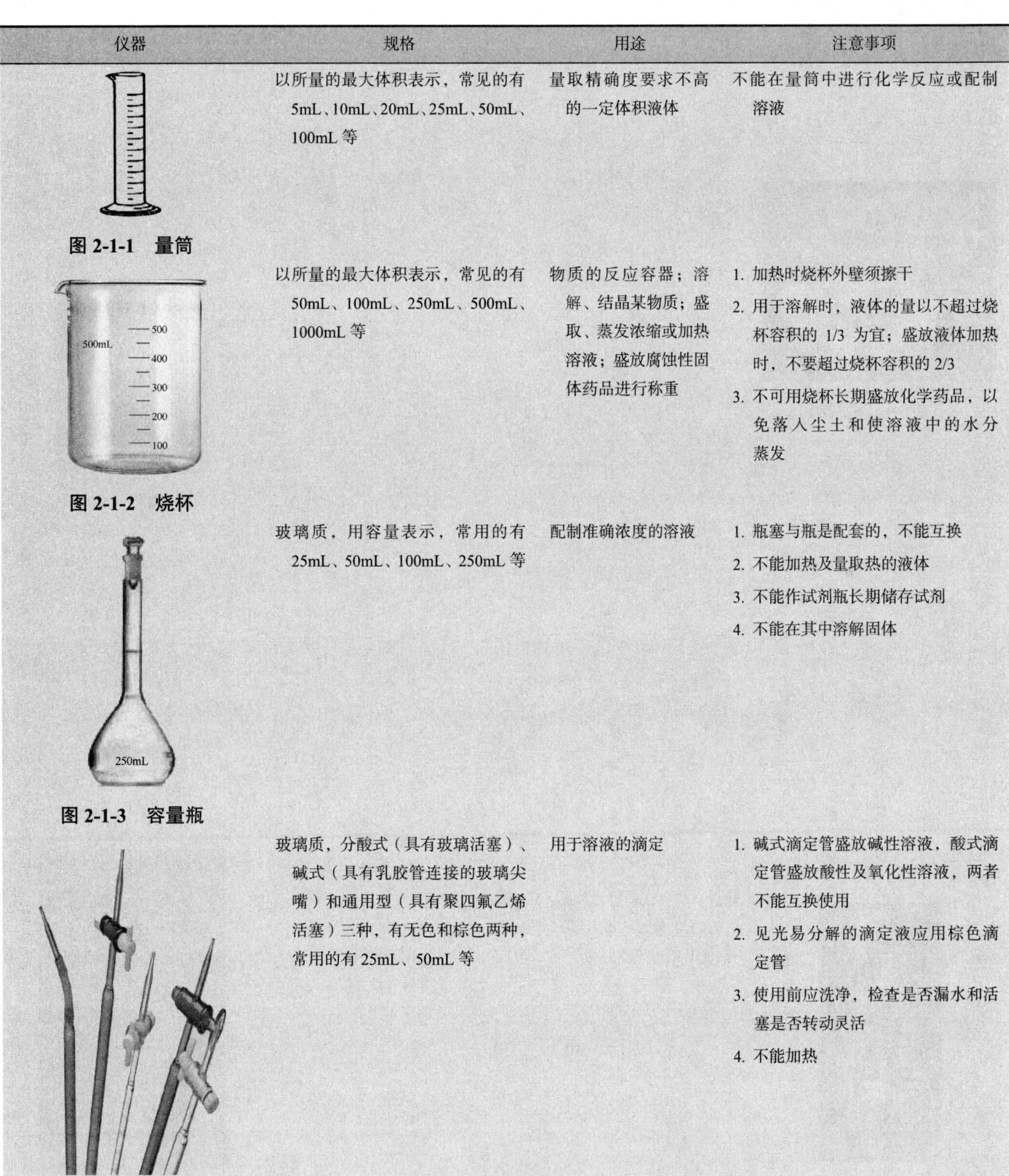

仪器	规格	用途	注意事项
图 2-1-1　量筒	以所量的最大体积表示，常见的有5mL、10mL、20mL、25mL、50mL、100mL 等	量取精确度要求不高的一定体积液体	不能在量筒中进行化学反应或配制溶液
图 2-1-2　烧杯	以所量的最大体积表示，常见的有50mL、100mL、250mL、500mL、1000mL 等	物质的反应容器；溶解、结晶某物质；盛取、蒸发浓缩或加热溶液；盛放腐蚀性固体药品进行称重	1. 加热时烧杯外壁须擦干 2. 用于溶解时，液体的量以不超过烧杯容积的 1/3 为宜；盛放液体加热时，不要超过烧杯容积的 2/3 3. 不可用烧杯长期盛放化学药品，以免落入尘土和使溶液中的水分蒸发
图 2-1-3　容量瓶	玻璃质，用容量表示，常用的有25mL、50mL、100mL、250mL 等	配制准确浓度的溶液	1. 瓶塞与瓶是配套的，不能互换 2. 不能加热及量取热的液体 3. 不能作试剂瓶长期储存试剂 4. 不能在其中溶解固体
图 2-1-4　滴定管	玻璃质，分酸式（具有玻璃活塞）、碱式（具有乳胶管连接的玻璃尖嘴）和通用型（具有聚四氟乙烯活塞）三种，有无色和棕色两种，常用的有 25mL、50mL 等	用于溶液的滴定	1. 碱式滴定管盛放碱性溶液，酸式滴定管盛放酸性及氧化性溶液，两者不能互换使用 2. 见光易分解的滴定液应用棕色滴定管 3. 使用前应洗净，检查是否漏水和活塞是否转动灵活 4. 不能加热

续表

仪器	规格	用途	注意事项
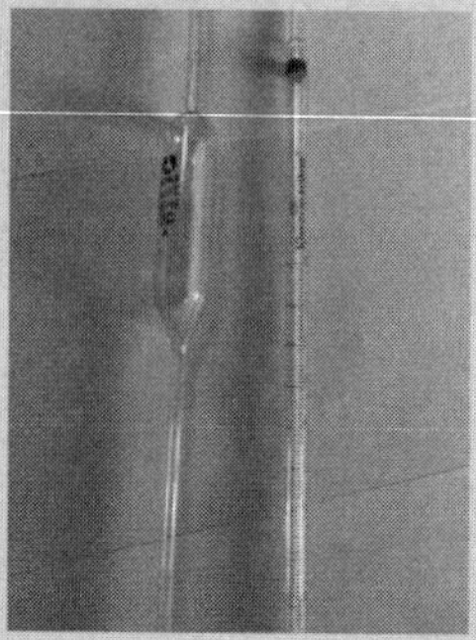 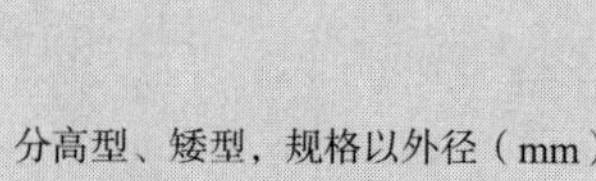 图 2-1-5　移液管（左）和吸量管（右）	以所量的最大体积表示，常见的移液管有 100mL、50mL、25mL 等 常见的吸量管有 10mL、5mL、2mL、1mL 等	用于精确量取一定体积的液体	不能加热，使用前洗涤干净，用待吸取液润洗
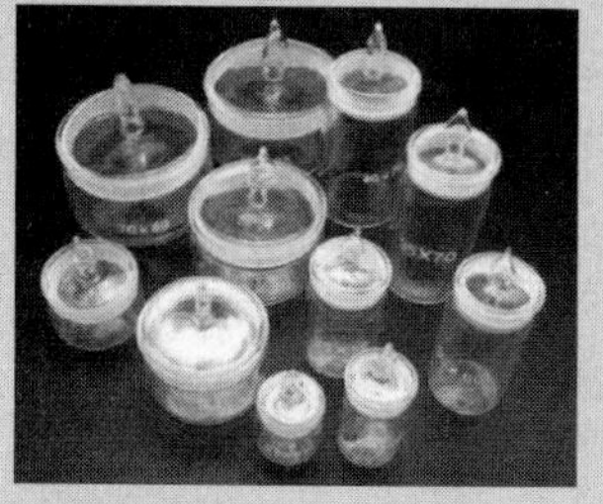 图 2-1-6　称量瓶	分高型、矮型，规格以外径（mm）×瓶高（mm）表示	分析天平准确称取一定量固体药品时用	盖与瓶磨口配套，不能互换
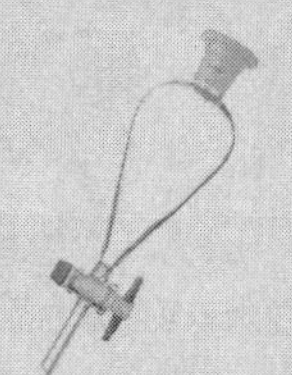 图 2-1-7　分液漏斗	玻璃质。规格以容量和漏斗的形状（球形、梨形、筒形等）表示。如 100mL 球形分液漏斗	用于液体的分离、洗涤和萃取	1. 漏斗的上口塞子及活塞都是磨口配套的，应系好，避免滑出打碎 2. 使用前应检查是否漏液和活塞是否转动灵活 3. 萃取时，振荡初期应多次放气，避免因压力过大，顶开塞子而漏液
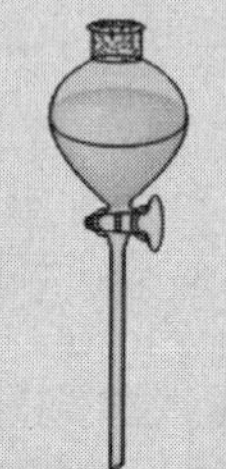 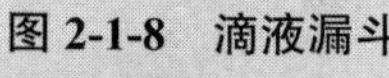 图 2-1-8　滴液漏斗	玻璃质。规格以容量和漏斗的形状（球形、梨形、筒形等）表示。如 60mL 筒形滴液漏斗	滴液漏斗用于向反应体系中滴加液体	1. 漏斗的上口塞子及活塞都是磨口配套的，应系好，避免滑出打碎 2. 使用前应检查是否漏液和活塞是否转动灵活
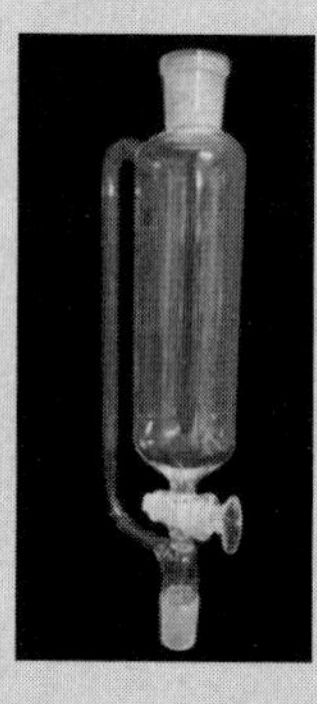 图 2-1-9　恒压漏斗	玻璃质。规格以容量和漏斗的形状（球形、梨形、筒形等）表示。如 50mL 筒形恒压漏斗	恒压漏斗主要用于向有压力存在的反应体系中滴加液体，或滴加易挥发、刺激性大的液体	1. 漏斗的上口塞子及活塞都是磨口配套的，应系好，避免滑出打碎 2. 使用前应检查是否漏液和活塞是否转动灵活

续表

仪器	规格	用途	注意事项
图 2-1-10 三角漏斗	玻璃质或搪瓷质，分长颈和短颈漏斗两种。热过滤时在短颈漏斗外套上铜制外套以便加热 规格以漏斗直径表示，有 30mm、40mm、60mm、100mm、120mm 等	用于过滤及倾注液体。长颈漏斗主要用于定量分析中的过滤	1. 不能用火直接加热 2. 过滤时选用适当大小的滤纸。滤纸的折叠要得当
图 2-1-11 表面皿	玻璃质。规格以直径表示，有 45cm、65cm、75cm、90cm 等	盖在烧杯上，防止液体溅出或灰尘落入；自然晾干少量晶体、盛放器皿烘干用或称量等用途	1. 不能直接用火加热 2. 作盖用时直径应略大于被盖容器
图 2-1-12 圆底烧瓶	标准磨口规格有 14#、19#、24#、29#等	用于反应、回流、加热和蒸馏等操作	较少用直火加热，一般使用外浴为热源
图 2-1-13 三颈烧瓶	一般中间的磨口规格为 19#时两边的磨口规格为 14#，中间的磨口规格为 24#时两边的磨口规格为 19#，中间的磨口规格为 29#时两边的磨口规格为 24#	多用于反应，三口可分别安装温度计、机械搅拌装置、冷凝装置或滴液漏斗等	较少用直火加热，一般使用外浴为热源
图 2-1-14 磨口锥形瓶	常见的磨口规格有 14#、19#、24#、29#几种口径	用于储存液体及少量液体的加热。也可替代烧瓶作为反应瓶使用	不能用于减压蒸馏
图 2-1-15 干燥管	有磨口与非磨口两种，一般磨口规格为 14#、19#	内装干燥剂，用于干燥气体或用于无水反应装置	非磨口干燥管通过乳胶管与真空尾接管相连，用于无水溶剂的蒸馏；也可插入橡皮塞，塞于试剂瓶上，用于金属钠对溶剂的干燥等。磨口干燥管分为直形、弯形和 U 形三种，可根据实际用途选择。注意干燥剂的装填并及时更换

续表

仪器	规格	用途	注意事项
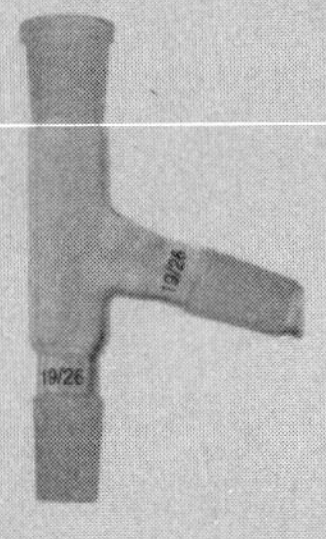 图 2-1-16　蒸馏头	有两个外磨口，一个内磨口，口径大小有多种搭配。可根据需要选择	用于常压或减压蒸馏	可用于需测定沸点的液体蒸馏
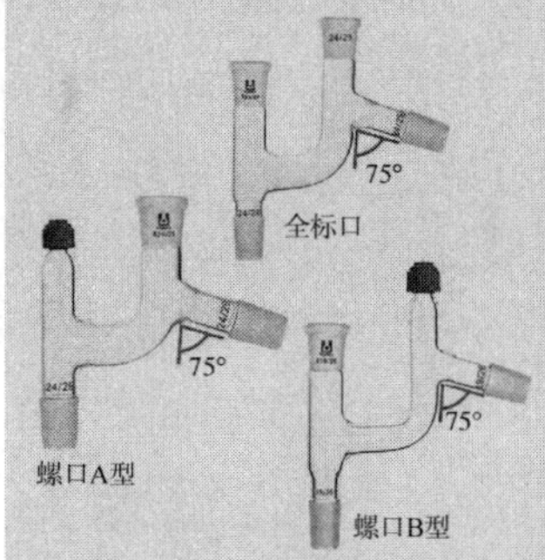 全标口 螺口A型 螺口B型 图 2-1-17　克氏蒸馏头	两个外磨口，两个内磨口，口径大小有多种搭配。可根据需要选择	用于减压蒸馏	直管上磨口插通气套管、蒸馏毛细管，另一个内磨口插温度计
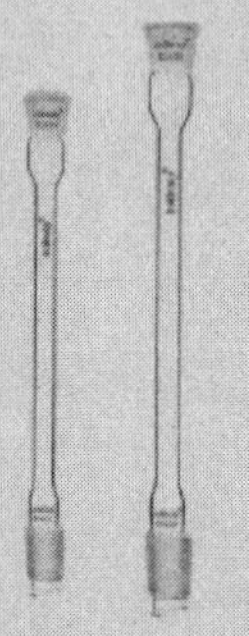 图 2-1-18　空气冷凝管	常见磨口规格为 14#、19#、24#	用于蒸馏	用于蒸馏沸点在 140℃以上的液体的冷凝
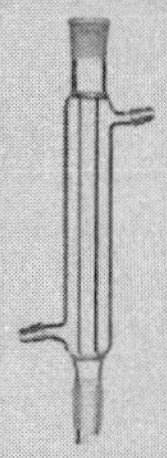 图 2-1-19　直形冷凝管	常见磨口规格为 14#、19#、24#	用于蒸馏	用于蒸馏沸点在 140℃以下的液体的冷凝
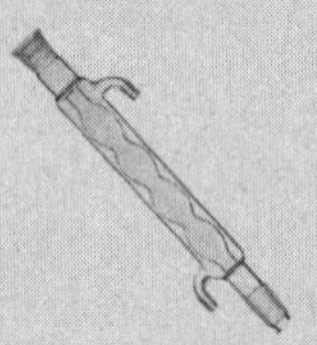 图 2-1-20　球形冷凝管	常见磨口规格为 14#、19#、24#	用于反应回流	1. 冷凝器通水后很重，宜将夹子夹在冷凝管中心处，以免翻倒。注意夹子不宜夹得过紧。 2. 通水时，切忌水开得太大、太猛

续表

仪器	规格	用途	注意事项
图 2-1-21　尾接管	常见磨口规格为 14#、19#、24#	用于常压蒸馏	与冷凝管、蒸馏头配套使用
图 2-1-22　真空尾接管	常见磨口规格为 14#、19#、24#	用于常压、减压蒸馏	与冷凝管、蒸馏头、克氏蒸馏头配套使用；右侧管可以接减压装置，也可通大气
图 2-1-23　刺形分馏柱	常见磨口规格为 14#、19#、24#	用于常压或减压蒸馏	下端接蒸馏瓶，上端接蒸馏头或克氏蒸馏头
图 2-1-24　玻璃仪器变口接头	一般变换口径规格为 24#/29#、19#/29#、19#/24#、14#/19#	用于连接不同口径的磨口仪器	根据实际需要选择合适的接头
图 2-1-25　磨口玻璃塞	一般口径规格有 14#、19#、24#、29#	用于磨口瓶的堵塞	根据实际需要选择合适口径的塞子

续表

仪器	规格	用途	注意事项
图 2-1-26　温度计套管	常见的磨口规格为 14#、19#	用于套接温度计，用于反应测温或蒸馏	根据反应瓶或蒸馏头口径的大小选择磨口大小
图 2-1-27　试管	分为普通试管、具支试管、离心试管等多种。普通试管的规格以外径×长度表示，如 15mm×150mm、18mm×180mm、20m×200mm 等	盛取液体或固体试剂，加热少量固体或液体，制取少量气体反应器，收集少量气体，溶解少量气体、液体或固体的溶质，离心时作为盛装的容器，用作少量试剂的反应容器，在常温或加热时使用	1. 受热要均匀，以免暴沸或试管炸裂 2. 加热后不能骤冷，防止破裂 3. 加热时要预热，防止试管骤热而爆裂 4. 加热时要保持试管外壁没有水珠，防止试管骤然遇冷而爆裂 5. 加热后不能在试管未冷却至室温时就洗涤试管
图 2-1-28　布氏漏斗和抽滤瓶	布氏漏斗为瓷质，规格以直径表示，常见的有 50mm、60mm、80mm 等。抽滤瓶为玻璃质，规格以容量表示，常见的有 50mL、100mL、250mL、500mL 等	两者配套使用，用于减压过滤	1. 不能直接加热 2. 滤纸要略小于漏斗的内径并盖住漏斗内的小孔 3. 漏斗大小与要过滤的晶体或沉淀的量应相适应
图 2-1-29　点滴板	分为玻璃质或瓷质两种，瓷质的分黑釉和白釉两种。规格以穴数表示，有 6 穴、9 穴、12 穴等	用于点滴反应，观察沉淀的生成和颜色变化	1. 不能加热 2. 加入量不宜多于穴的容量 3. 白色沉淀用黑色板，有色沉淀或者溶液用白色板
图 2-1-30　漏斗架	木制品，有螺丝可固定于支架上，并可上下调节高度	常压过滤时盛放漏斗用	注意要固定牢固，避免过滤过程中漏斗滑下

续表

仪器	规格	用途	注意事项
图 2-1-31 三脚架	铁制品，有大小、高矮之分	酒精灯加热时放置较大或较重的加热容器，作仪器的支架物	使用时挑选相应的高度，使之与灯配合进行加热
图 2-1-32 石棉网	用铁丝编成铁丝网，中间涂有石棉。以铁丝状边长（cm）表示	加热时垫在受热仪器与热源之间，使之受热均匀	1. 石棉脱落的不能使用 2. 不能卷折，以免石棉脱落 3. 不能与水接触，遇水后石棉脱落、铁丝锈蚀
图 2-1-33 研钵	由瓷、玻璃、玛瑙或金属制成。规格以口径大小表示	研碎固体物质或混合固体物质。视固体的性质和硬度选用不同材质的研钵	1. 不能用火直接加热 2. 研碎固体物质时，只能碾压，不能用力舂 3. 易爆物质只能轻轻压碎，不能研磨 4. 固体物质的量不能超过研钵容积的1/3
图 2-1-34 坩埚	有瓷、石英、铁、镍、铂、玛瑙等多种材质。规格以容量表示，常见的规格有 50mL、40mL、30mL 等	用于灼烧固体。随固体性质不同而选用不同材质的坩埚	1. 灼烧时放在泥三角上直接用火烧，或放入高温炉中煅烧 2. 热的坩埚应置于石棉网上、搪瓷盘内。稍冷后，移入干燥器中存放 3. 灼热的坩埚不能骤冷
图 2-1-35 坩埚夹	铁或铜合金，表面常镀镍、铬。有大小、长短的不同	夹持坩埚，亦可用于夹取热的蒸发皿	1. 用前必须将坩埚夹洗净 2. 使用前后，应将坩埚夹尖部朝上放置于桌面或石棉网（温度很高时） 3. 夹取灼热的坩埚时，坩埚夹尖需预热，以免坩埚局部骤冷而破裂
图 2-1-36 试管架	有木制、铝制和塑料制品，具有不同的形状和大小	放置试管	加热后未冷却的试管应用试管夹夹住悬放在试管架上
图 2-1-37 试管夹	有木制、竹制和金属制品。形状也各有不同	夹持试管	1. 试管夹应夹试管上半部分 2. 防止烧损或锈蚀 3. 一定要从试管底部套上和取下试管夹 4. 当夹持试管时，不许用拇指按夹的活动部位，以免试管脱落

续表

仪器	规格	用途	注意事项
图 2-1-38 试管刷	以大小或用途表示，如试管刷、烧杯刷等	洗刷玻璃器皿	注意毛刷头部应有竖毛，防止铁丝露出戳破仪器
图 2-1-39 药匙（药勺）	由牛角、塑料或金属制成。具有不同的形状和大小	取固体试剂用。根据所取试剂的量选用药匙两端的大匙或小匙	1. 保持药匙的干净，避免污染试剂 2. 不能取灼热药品
图 2-1-40 铁架台	铁制品	用于固定或放置反应容器（如烧杯、冷凝管等）；铁环还可代替漏斗架使用	1. 使用时仪器和铁架的重心应落在铁架台底座的中央，防止重心不稳而倾倒 2. 用铁夹夹持仪器时，应以仪器不能转动或脱落为宜，不能过紧或过松
图 2-1-41 洗瓶	塑料洗瓶的规格以容量表示，常用的是 500mL	盛装去离子水或蒸馏水，洗涤仪器	1. 不能加热 2. 瓶塞不能漏气，否则吹不出水
图 2-1-42 水浴锅	铜或铝制品	用于较低温度的间接加热（水浴），也可用于粗略控温实验	1. 根据需要选择 2. 经常添加水，以防锅内水烧干 3. 用完后应将锅内剩水倒出并擦干水浴锅保存
图 2-1-43 洗耳球（吸耳球）	橡胶制品。规格以容量表示，常用的有 30mL、60mL、90mL、120mL	主要用于吸量管定量抽取液体，与移液管、吸量管配套使用	应保持清洁，禁止与酸、碱、油类、有机溶剂等物质接触

注：表示玻璃仪器的规格时常用符号#，标准磨口规格的#指磨口最大端的内径，单位为毫米（mm），如 19#指磨口最大端内径为 19mm。

（杨　旭）

二、化学试剂的规格、存放和取用

（一）化学试剂的规格

化学试剂规格又称试剂级别或类别，一般按实际的用途或纯度、杂质含量来划分规格标准。常见的有四个等级：优级纯（英文代号 G.R.，绿色标签，常用作基准物质，用于精密分析）；分析纯（英文代号 A.R.，红色标签，常用于一般科学研究和分析实验）；化学纯（英文代号 C.P.，蓝色标签，用于一般定性实验，或要求不高的分析检验）；实验试剂（英文代号 L.R.，黄色标签，常用于一般的实验和要求不高的科学实验）。除这 4 种规格外，还有一些特殊的纯度规格，如色谱纯、光谱纯等。了解化学药品的规格及其常规用途，根据工作需要选用适宜的试剂，可以避免浪费。

（二）化学试剂的存放

1. 固体试剂应装在广口瓶中，液体试剂则盛在细口瓶中密封保存。

2. 见光容易分解的试剂（如 $AgNO_3$、$KMnO_4$、溴水、浓硝酸等）应装在棕色瓶中，避光保存。

3. 装碱液的试剂瓶不能使用玻璃瓶塞，而应用橡皮塞；强酸或强氧化剂等需用玻璃瓶盛装，用玻璃瓶塞。

4. 试剂瓶必须贴上标签，标明试剂的名称和规格，液体试剂还应标明液体浓度。

（三）化学试剂的取用

化学试剂大部分具有毒性，因此取用的时候应遵循三个原则：第一，不用手直接接触药品；第二，不能尝药品的味道；第三，不能直接凑到容器口闻药品气味。取用试剂时，应看清标签确定为所需试剂，取用时先打开瓶塞，将瓶塞反放在实验台上，不能将瓶塞横放或正放于桌面上，以免被污染。取完试剂后，一定要将相应试剂的瓶塞盖严，同时将试剂瓶放回原处，以保持实验台整齐干净。在取用过程中，应根据用量取用试剂，不必多取，这样既能节约试剂，又能取得好的实验结果，同时已取出或用剩的试剂不能再倒回原试剂瓶。

1. 液体试剂的取用

（1）取用少量液体试剂时，可用胶头滴管吸取，从滴瓶中取液体试剂时，滴管一定要洗净、干燥或用附置于试剂瓶旁的专用滴管取用。取出后，滴管不能伸入接收容器中，应高于容器口 0.5cm 左右滴入，以免接触容器壁而污染试剂，更不能伸入到其他液体中。装有试剂的滴管不能横置或管口向上斜放，以免试剂流入滴管的胶头中，与胶头发生反应，引起液体试剂变质，同时腐蚀胶头，影响实验的准确性和实验员安全。

（2）取较多液体试剂时用倾注法，可直接用试管或烧杯从细口瓶中倒取液体试剂。用试管取液体时，先将瓶塞取下反放在桌面上，手握住试剂瓶上贴标签的一面，斜持试管并逐渐倾斜试剂瓶，让试剂沿着洁净的试管壁流入，倒出所需量后，将试剂瓶在容器口上靠一下，再慢慢地直立试剂瓶，以免留在瓶口的滴液沿瓶子的外壁流下，腐蚀标签或污染试剂。若用烧杯取用试剂，将标签朝向手心，同时将玻璃棒靠在烧杯内壁，瓶口紧靠玻璃棒倾倒，进行引流。

（3）如果需要准确吸取一定体积的试剂，则根据准确度的要求，选用量筒、移液管或滴定管、量杯等。量取液体时，要使视线与量具内液体凹液面的最低处保持水平，俯视或仰视都会读数不准而造成较大的误差。

2. 固体试剂的取用

（1）要用清洁、干燥的药匙取试剂。药匙（多为牛角或不锈钢材质）的两端为大、小两个匙，分别用于取大量和少量固体。每种试剂应专用一个药匙，若用同一药匙取不同药品，用过的药匙应清洗干净，擦干后再用。

（2）不要超过指定用量取用试剂。尽量少量多次地添加试剂，按所需要的量取用，多取的试剂不能倒回原瓶，可放在指定的容器或供他人使用。

（3）要求取一定质量的固体时，应把固体放在称量纸上称量。具有腐蚀性或易潮解的固体应放在表面皿上或玻璃器皿内称量。

（4）往试管中加入粉末状固体试剂时，可用药匙或将取出的药品放在对折的纸片上，伸进试管的2/3处，然后将试管直立，使药品全部落到底部。加入块状固体时，要用洁净的镊子夹取，先将试管平放，放入药品，再将试管慢慢直立，使固体沿试管壁慢慢滑下。若固体的颗粒较大，可在洁净干燥的研钵中研碎后再加入试管，研钵中固体的量不要超过研钵容积的1/3。

（秦　渝）

第3章 基础操作

一、常用玻璃仪器的洗涤和干燥

（一）玻璃仪器的洗涤

1. 玻璃仪器的洗涤方法 实验仪器应保持洁净，实验用过的试管、烧杯等玻璃仪器均应立即洗涤干净。一般洗涤方法如下：

（1）自来水冲洗 可洗去可溶性物质和附着在仪器上的尘土。注入约占试管或其他仪器总容积 1/3 的自来水，用力振荡后把水倒掉。重复数次。用水不易洗掉的物质，可用试管刷刷洗。刷洗后，再用自来水连续振荡洗涤数次。

（2）去污粉或洗衣粉洗 仪器若沾有油污，需先用去污粉或洗衣粉刷洗，再用自来水冲洗干净。

（3）用酸洗 如果仪器壁附有不溶性的碱、碳酸盐、碱性氧化物等，可先加入少量 6mol/L 的盐酸使其溶解，再用自来水冲洗干净。如果仪器壁附有铜、银等金属，可先加入少量 6mol/L 的硝酸使其溶解，再用自来水冲洗干净。

（4）用重铬酸钾洗液洗 用以上方法均洗不掉的污物，可用重铬酸钾洗液洗涤。使用洗液时要注意安全，因为重铬酸钾洗液有很强的腐蚀性。

用以上方法洗涤后的仪器，往往还含有 Ca^{2+}、Mg^{2+}、Cl^-等离子，如果实验中不允许这些离子的存在，则应用蒸馏水润洗 2～3 次。

2. 常用的洗涤剂

（1）强酸氧化剂洗液 强酸氧化剂洗液是用重铬酸钾（$K_2Cr_2O_7$）和浓硫酸（H_2SO_4）按照一定比例配成，又称铬酸洗液。重铬酸钾在酸性溶液中有很强的氧化能力，对玻璃仪器又极少有侵蚀作用，所以这种洗液在实验室内使用最为广泛，同时铬酸洗液适于洗涤无机物和部分有机物，加热（70～80℃）后使用效果最好，但要注意温度过高容易造成由软质玻璃材料制造的器皿发生破裂。使用铬酸洗液时还应注意以下几点。

1）使用铬酸洗液前，应先用水刷去玻璃仪器外层污物，并用水冲洗内层污物。冲洗完毕后应尽量将仪器内的残存水倒掉，避免水把洗液冲稀而降低其氧化能力。

2）用铬酸洗液时，首先将洗液倒入仪器中 1/5～1/4 的容积，然后慢慢地将仪器倾斜旋转，使仪器的内壁全部被洗液润湿，反复操作 1～2 次；将洗液倒回储存瓶中，玻璃仪器倒置一会，让残存的洗液流尽，然后用自来水将附着在内壁的洗液冲洗干净；最后用少量蒸馏水或去离子水洗去残存在自来水中的 Ca^{2+}、Mg^{2+}和 Cl^-等离子，此操作反复进行 3 次。

3）铬酸洗液要循环使用，用后倒回原试剂瓶并随时盖严。当洗液由棕红色变为绿色（重铬酸根被还原成 Cr^{3+}，氧化性消失），即已失效。当出现红色晶体（CrO_3）时，说明 $K_2Cr_2O_7$浓度已减小，洗涤效果亦降低。

4）铬酸洗液变稀时，将会有重铬酸钾析出，氧化能力将有所降低，仍可使用。如过度稀释，可在通风柜中加热，蒸发大部分水分后继续使用。

5）铬酸洗液具有很强的腐蚀性，会灼伤皮肤和破坏衣物，使用时要小心，要避免洒到手上、衣服上、实验台上及地上，一旦洒出应立即用水稀释并擦拭干净。另外，仪器中有残留的氯化物时，应除掉后再加入铬酸洗液，否则会产生有毒的挥发性物质。

6）因为六价铬有毒，大量使用会污染环境，所以凡是能够用其他洗涤剂洗涤的仪器，都不要用铬酸洗液。清洗残留在仪器上的铬酸洗液时，第1～2遍水不要倒入下水道，应倒入废液缸中统一处理，以免污染环境。

（2）合成洗涤剂　这类洗涤剂主要是洗衣粉、洗涤灵、洗洁精等，一般的器皿都可以用它们洗涤，可有效地洗去油污及某些有机化合物。洗涤时，在器皿中加入少量的洗涤剂和水，然后用毛刷反复刷洗，再用水冲洗干净。

（3）盐酸　化学纯的盐酸与水以1∶1的体积进行混合（可加入少量草酸），该洗液还原能力极强，可用于去除多种金属氧化物及金属离子。

（4）盐酸-乙醇溶液　将化学纯的盐酸和乙醇以1∶2的体积进行混合，该洗液主要用于洗涤被染色的吸收池、比色管、吸量管等，洗涤时最好是将器皿在此洗液中浸泡一定时间，然后再用水冲洗。

（5）碱性洗液　碱性洗液用于洗涤有油污的仪器，用此洗液多采用长时间（24 小时以上）浸泡法或者浸煮法。从碱性洗液中捞取仪器时，要戴乳胶手套，以免烧伤皮肤。

常用的碱性洗液有：碳酸钠液（Na_2CO_3，即纯碱）、碳酸氢钠液（$NaHCO_3$，小苏打）、磷酸钠液（Na_3PO_4，磷酸三钠）、磷酸氢二钠液（Na_2HPO_4）等。

（6）硝酸-氢氟酸溶液　将50mL氢氟酸、100mL硝酸、350mL水相混合，储存在塑料瓶中盖紧。这种洗液能有效地去除器皿表面的金属离子，较脏的器皿应先用其他的洗涤剂及自来水清洗后再用此液洗一遍，这种洗液对玻璃、石英器皿洗涤效果好，但同时会对器皿表面产生腐蚀。因此，精密量器、小容量吸量管、标准磨口、活塞、玻璃砂芯漏斗、吸收池及光学玻璃等都不宜使用这种洗涤液。而且这种洗涤液对人体亦有强烈腐蚀性，操作时要戴橡胶手套。

应该指出的是，所有的洗涤剂用完排入下水道都将不同程度地污染环境。因此，凡能循环使用的洗涤剂均应反复利用，不能循环使用的则应尽量减少用量。

洗涤玻璃仪器时应当注意下列事项：①任何洗涤方法，都不应对玻璃器皿有所损伤，不能用有腐蚀作用的化学药剂，也不能使用比玻璃器皿硬度大的物品来擦拭玻璃器皿。②一般新的玻璃器皿用2%的盐酸液浸泡数小时后，用水冲洗干净。③用过的器皿应立即洗涤，放置太久会增加洗涤困难。④强酸、强碱及其他氧化物和有挥发性的有毒物品，都不能倒在洗涤槽内，以免污染环境水质，必须倒在废液缸中。⑤含有对人体有传染性病菌的器具，应先高压灭菌后再进行洗涤。⑥难洗涤的器皿不要与易洗涤的器皿放在一起，以免增加洗涤的麻烦。有油的器皿不要与无油的器皿混在一起，如果本来无油的器皿沾上了油垢，则要浪费洗液和时间。

（二）玻璃仪器的干燥方法

实验室常用的玻璃仪器应在每次实验完毕后洗净干燥备用。用于不同的实验对干燥有不同的要求，一般定量分析用的烧杯、锥形瓶等仪器洗净后即可使用，而用于精细分析的仪器很多要求是干燥的，有的要求无水痕，有的要求无水，应根据不同要求选择干燥方法。

（1）晾干　不急用的仪器，可在蒸馏水冲洗后在无尘处倒置控干水分，如倒置在仪器柜内或仪器架上晾干。

（2）烤干　烧杯和蒸发皿可放在石棉网上用小火烤干。试管可直接用小火烤干，操作时，试管应略微倾斜，管口略低，并不断来回移动试管，使之受热均匀。当烤到不见水珠时，使管口略向上，以便将水汽除尽。

（3）烘干　洗净的仪器可以放在电热干燥箱（烘箱）内烤干，放置仪器时，使仪器口朝下（如果倒置后不稳的仪器则应平放），也可以用电吹风将仪器吹干。

实验室常用烘箱干燥玻璃仪器，温度可以控制在50～300℃。以乙醇、丙酮淋洗过的玻璃仪器切勿放入烘箱内，否则会发生爆炸；带有磨砂口玻璃塞的仪器，必须取出活塞后才能放入烘箱。

（4）快干　用少量酒精或丙酮润洗（酒精或丙酮应回收），然后晾干或吹干。

带有刻度的计量仪器不能用加热的方法干燥，因为加热会影响这些仪器的精密度。

（三）干燥器的使用

干燥器是保持小型物品干燥的仪器，由厚质玻璃制成（图 3-1-1）。它有可密封的外壳，上面是一个具有磨口边的盖子（盖子的磨口边上一般涂有凡士林），干燥器的底部放有干燥用的氯化钙或变色硅胶等干燥剂，干燥剂的上面放一个带孔的圆形瓷盘，以盛放需干燥或保持干燥的物品。干燥器的最常见用途是保存易吸湿或与水发生反应的化学品。

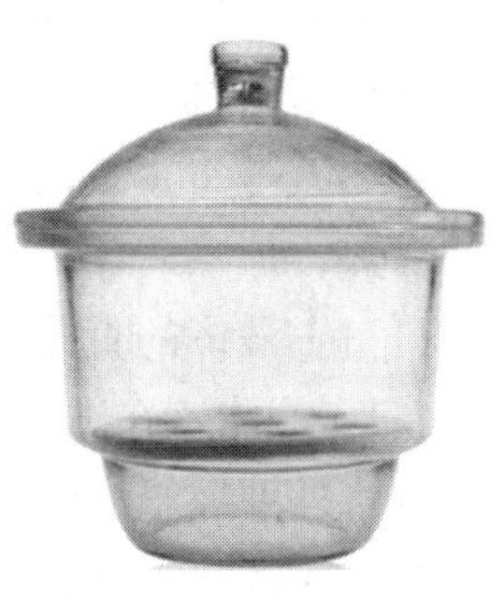

图 3-1-1　干燥器结构图

每当打开干燥器时，干燥器中的内容物就会暴露在大气中的水分中。它还需要一些时间才能达到低湿度。因此，它们不适合储存与大气中的水分快速或剧烈反应的化学品，如碱金属等。

开启干燥器时，左手按住下部，右手按住盖子上方的圆顶，沿水平方向向左前方推开干燥器盖。盖子打开后，要把它翻过来放在桌子上安全位置（不要使涂有凡士林的磨口边触及桌面）。放入或取出物品后，加盖时，也应当拿住盖子圆顶，沿水平方向推移盖好，使盖子的磨口边与干燥器口吻合。

长期未使用的（尤其在冬天）干燥器，磨口的凡士林因凝固而难以打开，可以用湿热的毛巾温热一下或用电吹风热风吹干燥器的边缘，使凡士林熔化，再打开盖子。

搬动干燥器时，必须用两手的大拇指将盖子按住，以防盖子滑落而打碎。

使用干燥器时的注意事项如下。

（1）干燥器应保持清洁，不得存放很潮湿的物品。温度很高的物体必须冷却至接近室温后，方可放入干燥器内，否则，干燥器内空气受热膨胀，可能将盖子冲开，即使能盖好，也往往因冷却后，干燥器内空气压力降低小于外部大气压而产生压力差，致使盖子很难打开。

（2）干燥器只在用时打开，东西取出或放入后，应立即盖上，以免干燥剂受潮。

（3）放在底部的干燥剂不能高于底部的 1/2 处，以防污染被干燥的物品。

（4）应经常观察干燥剂是否失效，若失效应换新的干燥剂。

（5）有时较热的物体放入干燥器中后，空气受热膨胀会把盖子顶起来，为了防止盖子被打翻，应当用手按住，不时把盖子稍微错开（不到 1 秒），以放出热空气。

（6）燃烧或烘干后的坩埚和沉淀，在干燥器内不宜放置过久，否则会因吸收一些水分而使质量略有增加。

（7）变色硅胶干燥时为蓝色，受潮后变粉红色，可以在 120℃烘干受潮的硅胶，待其变蓝后反复使用，直至破碎不能用为止。

（牛亚慧）

二、加热和冷却

温度是影响化反应速率的重要因素。有些化学反应在室温下反应缓慢甚至不能进行，加热操作是加快反应的有效手段；有些反应会剧烈地进行并伴随有大量的热量放出，或是反应产物不稳定、易分解，这时就需要冷却降温。另外，蒸馏和重结晶等基本操作也要用到加热或冷却操作。因此，加热和冷却是化学实验中常用的操作手段。

（一）加热操作

化学实验室中常用的加热器具有煤气灯、酒精灯、酒精喷灯、水浴锅、电加热套、磁力搅拌加热器、电炉等，加热时可以使用的玻璃器皿有烧杯、烧瓶、试管、蒸发皿和坩埚等，常用的加热方式有两种，分别是直接加热和间接加热，应根据具体情况选择不同的加热方式。

1. 直接加热 对于在较高温度下不易分解，不易燃烧的液体和固体可以采用直接加热的方式。直接加热就是将盛放被加热物的器皿直接放在热源上加热。加热前应将器皿外的水擦干。加热时避免骤冷或骤热，加热后器皿不能与潮湿的物体接触。

（1）液体的直接加热

1）液体盛在试管中加热：少量的液体可装在试管中加热，液体量不能超过试管容量的1/3。加热前将试管外壁擦干，加热时用试管夹夹住试管的中上部，试管口向上倾斜，先上下移动使试管预热，然后加热液体的中上部，再慢慢下移至底部，然后不时上下移动，使管壁受热均匀（图3-1-2）。注意移动过程中管口不能朝向人，加热后试管不能放在过冷或潮湿的地方，以免管壁炸裂。

2）液体盛在烧杯或烧瓶中加热：如果需要加热的液体较多，可选用烧杯或烧瓶等玻璃器皿。用烧杯时，所加液体量一般不超过其容量的一半，用烧瓶则不能超过1/3。为使受热均匀，须将容器放在石棉网上加热（图3-1-3）。同时用烧杯加热还需不时搅拌，用烧瓶时则要放几粒沸石。

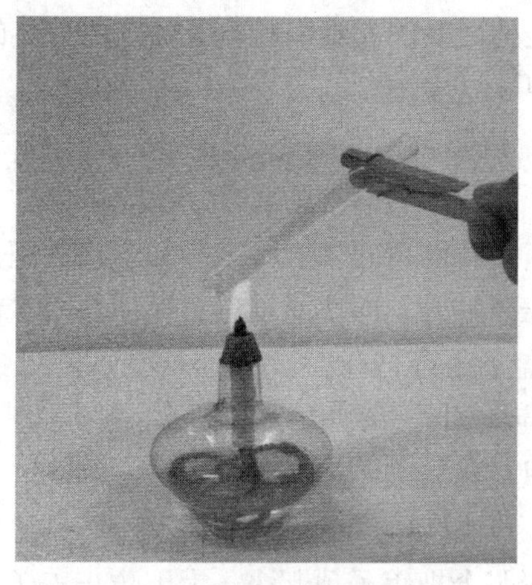

图3-1-2 试管加热液体示意图

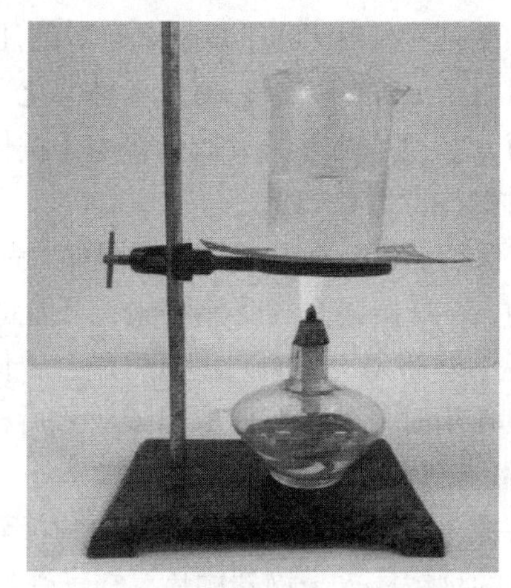

图3-1-3 烧杯加热液体示意图

3）液体在蒸发皿中加热：如果需要把溶液蒸发浓缩，则需将溶液置于蒸发皿中，在铁圈或泥三角上直接加热。蒸发皿内所盛放的液体量不应超过其容量的2/3，当溶液加热煮沸后，改用小火慢慢加热，加热过程中应不断搅拌，防止溶液暴沸或飞溅。

（2）固体的直接加热

1）固体在试管中加热：少量固体置于试管中加热时，常用铁夹将其固定在铁架台上，且试管口稍微向下倾斜，避免凝结在管壁的水珠倒流入灼热的试管底部，使试管炸裂。试管中的固体样品不得超过容积的1/3，块状或颗粒状需要先研细，并尽量平铺于试管尾部。加热时，先预热试管，再集中加热固体。

2）固体在蒸发皿中加热：若加热的固体相对较多，且加热温度不需要太高时，也可选用蒸发皿进行加热。在加热过程中需注意不断充分搅拌，使固体受热均匀，防止四处飞溅。

2. 间接加热 当被加热的物体需要受热均匀且温度要求恒定在一定的范围内时，可以根据所需温度采用水浴、油浴、沙浴或空气浴等来进行加热。

（1）水浴 当需要加热的温度在100℃以下时，常采用水浴。水浴可用恒温水浴锅，水浴锅具有容量大、控温好等优点。为了方便也可以用大烧杯代替水浴锅。加热时，将受热器皿完全浸入水浴锅中，但不能触及水浴锅底部，一般水浴面应高于器皿内液面。若要长时间加热，为避免烧干，应及时补充水量，也可采用自动添水或自带循环水装置的水浴。

（2）油浴 受热温度在 100～250℃范围内可用油浴，油浴所能达到的最高温度取决于所用油的种类。液体石蜡可加热到 200℃，高温不易分解，但易燃；甘油可加热到 140～150℃，温度过高易分解；硅油可加热到 250℃，透明度好，性质稳定，是非常理想的油浴液，但价格昂贵。实验中可根据具体情况选择不同的油浴。

使用油浴时，为保证安全，油量不能过多，且避免用明火直接加热。加热完毕后，取出浴液中的器皿，并在浴液上空悬置片刻，待油滴完后，用纸或干布擦干再进行下一步操作。

（3）沙浴 加热温度须达到数百度以上时往往使用沙浴。将干燥的细沙装在铁盘中，将加热器皿半埋入沙中，在铁盘下加热，沙中的器皿就会间接受热。由于沙传热慢而散热快，所以容器底部的沙层可稍薄些，使其更易受热，而容器四周可用较厚的沙层，使其不易散热。尽管如此，由于其温度上升慢而散热快，且不易控制，所以使用较少。

此外，当物质需要高温加热时，也可以使用熔融的盐，如等质量的硝酸钠和硝酸钾混合物在 218℃熔化，在 700℃下是稳定的。含有 40%亚硝酸钠、7%硝酸钠和 53%硝酸钾的混合物在 142℃熔化，使用范围在 150～500℃，必须注意若熔融的盐触及皮肤，会引起严重的烧伤，所以在使用时，应当倍加小心，并尽可能防止溢出或飞溅。

（二）冷却操作

实验中有些反应，其中间产物在室温下是不够稳定的，必须在低温下进行，如重氮化反应等；有些放热反应，常产生大量的热，使反应难以控制，并引起易挥发化合物的损失，或导致有机物的分解或增加副反应，为了及时消除过剩的热量，也需要冷却。此外，在化合物的分离提纯过程中，为了降低固体化合物在溶剂中的溶解度，使晶体易于析出，也要用到冷却操作。常用的冷却方式有以下几种。

1. 自然冷却 将需冷却的物质置于空气中，让其自然冷却至室温。这种方法往往比较慢。

2. 冷水冷却 加热后或者放热反应发生后，需要将被冷却物冷至室温时，最简单的方法就是将其浸入冷水中冷却，或直接用自来水淋洗容器外壁冷却。

3. 冰水浴冷却 将冰和水混合，可得到冰水浴，其温度可降至 0℃。将装有被冷却物的容器置于冰水浴中，搅拌加速冷却。由于冰水混合物能和器壁接触得更好，它冷却的效果要比单用冰为好。

4. 冰盐浴冷却 若需要冷却至 0℃以下温度时，可在冰水浴中加盐制成冰盐浴。冰盐浴所能达到的温度由冰盐的比例和盐的种类决定。常用冰盐浴及其可达到的温度见表 3-1-1。

5. 其他冷却方式 将干冰与适当的有机溶剂混合，可得到更低的温度（表 3-1-1）。液氨和液氮可分别降至–33℃和–188℃。

表 3-1-1 常用制冷剂及其达到的温度

制冷剂	温度	制冷剂	温度
30 份 NH_4Cl+100 份水	–3℃	125 份 $CaCl_2 \cdot 6H_2O$+100 份碎冰	–40℃
4 份 $CaCl_2 \cdot 6H_2O$+100 份碎冰	–9℃	5 份 $CaCl_2 \cdot 6H_2O$+4 份冰	–55℃
100 份 NH_4NO_3+100 份水	–12℃	干冰+二氯乙烯	–60℃
1 份 NaCl+3 份冰水	–23℃	干冰+乙醇	–72℃
		干冰+丙酮	–78℃

为了保持制冷剂的效力，通常将其盛放在保温瓶（也叫杜瓦瓶）或其他绝热较好的容器中。应当注意，温度若低于–38℃时，则不能使用水银温度计，因为低于–38.8℃时，水银就会凝固。对于较低的温

度，常常使用内装有机液体（如甲苯可达–90℃，正戊烷可达–130℃）的低温温度计。

（程家蓉）

三、溶解与蒸发浓缩

（一）溶解

一种物质（溶质）分散于另一种物质（溶剂）中成为溶液的过程称为溶解。例如，食盐溶解于水而形成盐水溶液，蔗糖溶解于水而形成糖水溶液。当两种液体物质互溶时，一般把质量多的物质称为溶剂，若其中一种物质是水，习惯性地将水称为溶剂。如果不指明溶剂，通常是指水。

物质溶解于水，通常经过两个过程：一种是溶质分子（或离子）的扩散过程。这种属于物理过程，需要吸收热量；另一种是溶质分子（或离子）和水分子作用，形成水合分子（或水合离子）的过程，这种属于化学过程，要放出热量。当放出的热量大于吸收的热量时，溶液温度就会升高，如浓硫酸和氢氧化钠的溶解；当放出的热量小于吸收的热量时，溶液温度就会降低，如硝酸铵的溶解；当放出的热量等于吸收的热量时，溶液温度不变，如食盐和蔗糖的溶解。

达到（化学）平衡的溶液便不能溶解更多的溶质（其他溶质除外），我们称为已达到饱和，相应的溶液称为饱和溶液。在特殊条件下，溶液中的溶质会比饱和溶液的溶质多，这时便形成过饱和溶液。一定温度下，某物质在 100g 溶剂中达到饱和状态时所溶解的质量，就是该物质在这种溶剂中的溶解度，用 S 表示。溶解度并不是一个恒定的值，一种溶质在溶剂中的溶解度是由它们的分子间作用力、温度，以及其他物质的存在及多少所决定的，有时还与气压或气体溶质的分压有关。因此，一种物质的溶解度最好能够表述成：“在某温度、某气压下，某物质在某物质中的溶解度为……”，如无特别指明，则通常指标准状态。

溶剂通常分为两大类：极性溶剂和非极性溶剂。溶剂种类与物质溶解性遵循“相似相溶原理”，即极性溶剂能够溶解极性的离子化合物及能解离的共价化合物，而非极性溶剂则只能够溶解非极性的共价化合物。例如，食盐是一种离子化合物，它能溶于水，却不能溶于乙醇。

（二）蒸发浓缩

含有不挥发性溶质的溶液沸腾气化并移出蒸汽，从而使溶液中浓度提高的操作过程称为蒸发浓缩。蒸发操作的目的：①获得浓缩的溶液，直接作为产品或半成品。②脱除溶剂，将溶液增浓至饱和状态，随后加以冷却，析出固体产物，即采用蒸发和结晶的联合操作以获得固体溶质。③除去杂质，获得纯净的溶剂。

实验室常用的蒸发方法有两类：常压蒸发和减压蒸发。

（1）常压蒸发是指在一个大气压下加热使溶剂气化的操作。适用于以水为溶剂的浓缩，实验室常用蒸发装置如图 3-1-4。蒸发速度慢，适合耐热成分且溶剂无燃烧性、无毒、无害、无经济价值。

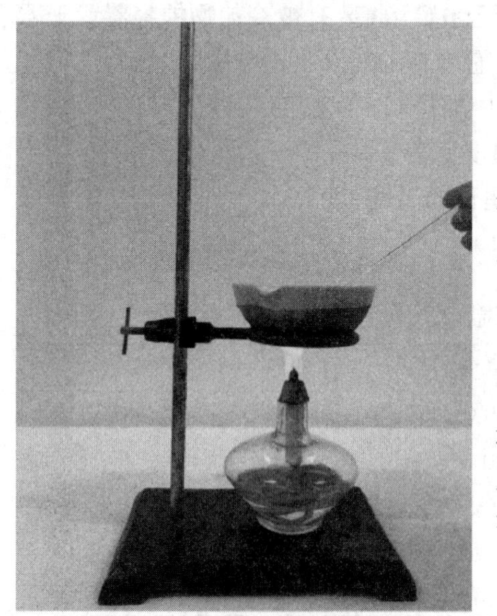

图 3-1-4 蒸发装置示意图

（2）减压蒸发是指在蒸发器内形成一定真空度，使溶液的沸点降低而进行蒸发的办法，蒸发温度低、速度快、浓缩效率高，适用于不耐热有机溶剂的浓缩。常用设备与减压蒸馏相同。

（程家蓉）

四、重 结 晶

从有机反应中分离出来的固体有机化合物往往是不纯的，其中常夹杂一些反应副产物、未作用的原料及催化剂等。纯化这类物质的有效方法通常是用合适的溶剂进行重结晶，其一般过程为：①将不纯的固体有机物在溶剂的沸点或接近于沸点的温度下溶解在溶剂中，制成接近饱和的浓溶液，若固体混合物的熔点较溶剂沸点低，则应制成在熔点温度以下的饱和溶液。②若溶液含有色杂质，可加适量活性炭煮沸脱色。③趁热过滤该溶液以除去其中不溶性杂质及活性炭。④将滤液冷却，使结晶从过饱和溶液中析出，而可溶性杂质仍留在母液中。⑤抽气过滤，从母液中将结晶分出，洗涤结晶以除去吸附的母液。⑥干燥晶体，鉴定其纯度，如测定熔点。若发现其纯度不符合要求时，可重复上述操作，直至熔点不再改变。

上述过程可表述如图 3-1-5。

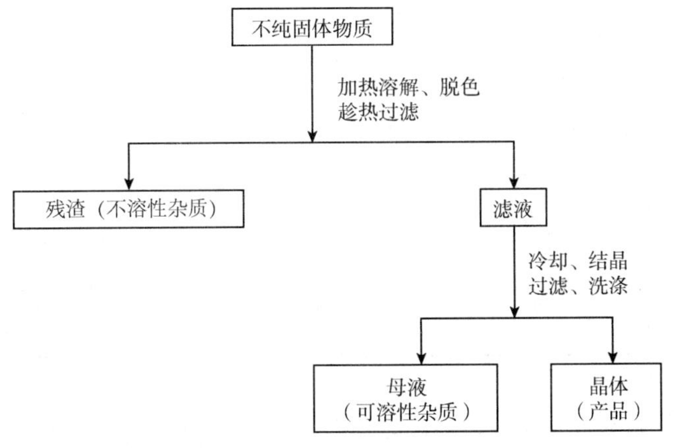

图 3-1-5 重结晶流程图

（一）基本原理

1. 结晶 晶体从饱和溶液中析出的过程称为结晶。通常可采用两种方法使溶液达到饱和而析出晶体，一种是蒸发溶剂，另一种是冷却溶液。前者适用于溶解度随温度变化不大的物质，后者适用于溶解度随温度变化很大的物质，也可以将两种方法结合使用。

析出晶体的大小与操作条件有关。若将滤液在冷水浴中迅速冷却并剧烈搅动或将饱和溶液放入冰箱内骤冷时，可得到颗粒较小的晶体，小晶体包含杂质较少，但其表面积较大，吸附于表面的杂质较多。若希望得到均匀而较大的晶体颗粒时，可将滤液（若滤液中已析出晶体，可加热使其之溶解）在室温下静置使之缓慢冷却，这样得到的晶体往往比较纯净。

2. 重结晶 固体有机物在溶剂中的溶解度与温度有着密切的关系。一般随着温度的升高，溶解度增大。若把固体溶解在热的溶剂中达到饱和，冷却时或加入不良溶剂，由于溶解度下降而变成过饱和溶液析出晶体。利用溶剂对被提纯物质及杂质的溶解度不同，可以使被提纯物质从过饱和溶液中析出。在这一过程中，固体有机物所夹杂的杂质，或在此溶剂中不溶或溶解度很小，可以通过过滤除去；或是在此溶剂中的溶解度很大，留在结晶的母液中，从而达到提纯的目的。一般重结晶只适用于杂质含量小于5%以下的固体有机化合物，所以从反应粗产物直接重结晶是不适宜的，必须先采用其他方法初步提纯，如萃取、水蒸气蒸馏、减压蒸馏等，然后再用重结晶提纯。

（二）实验操作

1. 溶剂的选择 在进行重结晶时，产品的质量、操作的难易，以及经济效益的好坏与溶剂的选择息息相关。理想的溶剂必须具备下列条件：①不与被提纯物质发生化学反应。②在不同温度下，被提纯物质在溶剂中的溶解度相差较大，在较高温度时能溶解较多量的被提纯物质；而在室温或更低温度时，只能溶解很少量的该种物质。③对杂质的溶解度非常大（结晶后杂质留在母液中不随提纯物晶体一同析出），或者非常小（可以使杂质在热过滤时除去）。④容易挥发（溶剂的沸点较低），易于结晶分离除去。⑤能析出较好的结晶。⑥无毒或毒性很小，便于操作，价格低廉。

表 3-1-2 列出几种常用的重结晶溶剂。

表 3-1-2　常用的重结晶溶剂

溶剂	沸点/℃	冰点/℃	相对密度	与水的混溶性	易燃性
水	100	0	1.0	+	0
甲醇	64.96	<0	0.7914	+	+
95%乙醇	78.10	<0	0.804	+	++
无水乙酸	117.90	16.7	1.05	+	+
丙酮	56.20	<0	0.79	+	+++
乙醚	34.51	<0	0.71	—	++++
氯仿	61.70	<0	1.48	—	0
石油醚	30～60	<0	0.64	—	++++
乙酸乙酯	77.06	<0	0.90	—	++
四氯化碳	76.54	<0	1.59	—	0
苯	61.7	5	0.88	—	++++

注：“–”表示不能与水混溶；“0”表示不可燃。

选择溶剂时可查阅化学手册或文献资料的溶解度，根据“相似相溶原理”选择。在几种溶剂都适合时，则应根据结晶的回收率、操作的难易、溶剂的毒性、易燃性和价格等来选择。如果没有充足的资料，可以根据实验方法来确定。其方法是：

取 0.1g 待结晶物质的粉末于一个小试管中，用滴管逐滴加入溶剂的同时不断振荡试管，待加入的溶剂约为 1mL 时，注意观察待结晶物质是否溶解，若不溶，可小心加热至沸腾（防止溶剂着火！）。若此物质在 1mL 冷的或温热的溶剂中已全部溶解，则此溶剂不适用。如果该物质不溶于 1mL 沸腾溶剂中，则继续加热，并分批加入溶剂，每次加入 0.5mL 并加热至沸腾。若加入溶剂量达到 4mL，而物质仍然不能全溶，则寻求其他溶剂。如果该物质能够溶解在 1～4mL 沸腾溶剂中，则将试管冷却，观察结晶析出情况。若结晶不能析出，则该溶剂也不适用。若结晶正常析出，还要注意结晶的回收率，应当选择回收率较好的溶剂。

当一种物质在一些溶剂中的溶解度太大，而在另一些溶剂中的溶解度又太小，不能选择到一种合适的溶剂时，可选用混合溶剂。所谓混合溶剂，就是把对被结晶物质溶解度很大的（称为良溶剂）和溶解度很小（称为不良溶剂）而又能互溶的两种溶剂（如乙醇和水）混合起来，从而获得良好的溶解性能的溶剂。用混合溶剂重结晶时，可先将待纯化物质在接近良溶剂的沸点时溶于良溶剂中（在此溶剂中极易溶解）。若有不溶物，趁热滤去，若有色，则用适量（如 1%～2%）活性炭煮沸脱色后趁热过滤。于此热溶液中小心地加入热的不良溶剂（物质在此溶剂中溶解度很小），直至所出现的浑浊不再消失为止，再加入少量良溶剂或稍加热使之恰好透明。然后将混合物冷却至室温，使结晶从溶液中析出。常用的混合溶剂有乙醇-水、丙酮-水、乙酸-水、乙醇-乙醚、苯-石油醚、乙醚-丙酮等。

2. 操作流程

（1）溶解　首先根据溶剂的选择原则选择合适的溶剂，并根据所用溶剂的沸点及可燃性选择合适的热源。一般选用锥形瓶作为重结晶的容器。如果是易挥发的溶剂，则还应该在锥形瓶的上面加回流冷凝管。

将待结晶物质置于锥形瓶中，加入较需要量较少的溶剂，加热至沸腾。若未完全溶解，可再次逐渐添加溶剂，每次添加溶剂后均需加热至沸腾，直至物质完全溶解。为避免热过滤时有晶体析出，需再多加 20%左右的溶剂。在这一操作过程中应注意判断是否有不溶性杂质存在，以免加入过多的溶剂；被结晶物质存在溶解前的融化现象，从而导致加入的溶剂量过少。

（2）脱色　若溶液中含有有色杂质，则可以加入适量活性炭脱色。在重结晶时，杂质虽可溶于沸腾的溶剂中，但当冷却析出晶体时，部分杂质又会被结晶吸附，使产物带色，有时在溶液中存在着某些树脂状物质或不溶性杂质的均匀悬浮体，使得溶液有些浑浊，常常不能用一般的过滤方法除去。可利用活性炭吸附有色杂质、树脂状物质及均匀分散的杂质。如果在溶液中加入少量的活性炭，并煮沸 5～10 分钟（要注意活性炭不能加到已沸腾的溶液中，以免溶液暴沸而从容器冲出）。趁热过滤除去活性炭，冷却溶液便能得到较好的结晶。活性炭在水溶液中进行脱色效果较好，也可在任何有机溶剂中试用，但在烃类等非极性溶剂中效果较差。除用活性炭脱色外，也可采用硅藻土或柱色谱等来除去杂质。

（3）趁热过滤　当物质全部溶解并脱色后，即可趁热过滤。为了避免在过滤时溶液冷却，结晶析出，造成操作困难和产品损失，必须使过滤尽可能快地完成，同时设法保持滤液的温度，称为热过滤。热过滤的方法有两种：一种是常压过滤，另一种是减压过滤。

在进行常压过滤时，一般选用颈短而粗的漏斗。在热过滤以前，要把漏斗预热或使用热水漏斗过滤。盛滤液的容器一般用锥形瓶，只有水溶液才可以用烧杯接收。盛滤液的锥形瓶可用小火加热，产生的热蒸气可使玻璃漏斗保温。要注意在过滤易燃溶剂时，必须熄灭附近的火源。热过滤时，漏斗中放一折叠滤纸，紧贴于漏斗内壁。过滤开始前，先用少量热溶剂润湿滤纸，以免干滤纸吸收溶液中的溶剂，使结晶析出而堵塞滤纸孔。将待过滤的溶液沿玻璃棒小心倒入漏斗中，如过滤进行得很顺利，用少量热溶剂洗一下滤纸，把滤纸上的少量结晶洗下去。若结晶较多，需用刮刀将结晶刮回原来的瓶中，再用适量溶剂溶解并过滤。过滤完毕后，用结晶的塞子塞住盛滤液的锥形瓶，放置冷却结晶。

减压过滤速度快，但遇到低沸点溶剂，会因减压而使溶剂沸腾挥发，导致溶液浓度改变，结晶过早析出。减压过滤中使用布氏漏斗，所用滤纸大小应和漏斗底部恰好合适。减压抽紧滤纸后，迅速将热溶液倒入布氏漏斗中，在过滤过程中，漏斗里应一直保持较多的溶液。在未过滤完以前不要抽干，也不要使压力降得过低，防止溶剂被抽走。

（4）冷却结晶　把滤液放在冷水中迅速冷却并搅拌，则得到较小的晶体。小晶体由于表面积较大，吸附在其表面的杂质较多。如果要得到均匀而较大的晶体，可将滤液在室温或保温下静置，使之缓慢冷却。

有时由于滤液中有焦油状物质或胶状物质存在，使结晶不易析出，或因形成过饱和溶液而使晶体也不易析出。在这种情况下，可用玻璃棒摩擦器皿内壁以形成粗糙面，使溶质分子呈定向排列而析出晶体，这样的结晶过程较在平滑面上更为迅速和容易；或者投入晶种（同一物质的晶体，若无此物质的晶体，可用玻璃棒蘸一些溶液，稍干后即会析出晶体），以提供定型晶核，使晶体迅速生长析出。

有时被纯化的物质呈现油状析出，油状物质长时间静置或足够冷却虽也可以固化，但这样的固体往往含有较多杂质（杂质在油状物中溶解度常较在溶剂中的溶解度大，且析出的固体中还会包含一部分母液），纯度不高，用溶剂大量稀释，虽可防止油状物生成，但也将使结晶产物大量损失。这时可先将析出油状物的溶液加热重新溶解，然后慢慢冷却，当油状物开始析出时便剧烈搅拌混合物，使其在均匀分散的状况下固化，这样包含的母液就会大大减少，从而提高纯度。但最好是重新选择溶剂，以便能得到更好的晶形。

（5）抽气过滤　为把结晶从母液中分离出来，一般采用布氏漏斗进行抽气过滤。布氏漏斗中的滤纸要比漏斗内径略小，使其紧贴于漏斗的底壁。在抽滤前先用少量溶剂把滤纸润湿，然后打开水泵将滤纸吸紧，防止抽滤时固体从滤纸边进入抽滤瓶中。用玻璃棒将容器中的液体和晶体分批倒入漏斗中进行抽滤。如果结晶容器中还有较多的固体，则需要打开安全瓶活塞，用抽滤瓶中的滤液洗出容器中的晶体，再按前述方法滤出。关闭水泵前先将抽滤瓶与水泵间连接的橡皮管断开或将安全瓶的活塞打开通大气，防止水倒流入吸滤瓶中。

布氏漏斗中的晶体用同一种溶剂洗涤，除去晶体表面存在的母液；为减少溶解损失，溶剂用量应尽可能少，洗涤时要先将抽气暂时停止，在晶体表面加少量溶剂，用玻璃棒小心搅动，但不要使滤纸松动或弄破，使所有晶体都润湿。静止一会儿后，待晶体均匀润湿后再进行抽气。在抽气的同时用干净的玻璃瓶塞挤压晶体，使溶剂和结晶更好分开。一般重复洗涤 1～2 次。如果重结晶的溶剂沸点较高，在用原溶剂洗涤一次后，可改用低沸点溶剂洗涤，使最后的结晶产物容易干燥（此溶剂必须与原溶剂互溶而对晶体不溶或微溶）。

（6）晶体干燥　抽滤后得到的晶体还吸附了少量溶剂，因此尚需用适当的方法进行干燥，再进行熔点测试、定性及定量分析和波谱分析，以免影响鉴定。固体干燥方法很多，可根据重结晶所用的溶剂及结晶的性质来选择。常用的方法有以下几种：①空气晾干，将抽干的固体物质转移到表面皿上铺成薄薄的一层，再用一张滤纸覆盖，以免灰尘污染，然后在室温下放置几天后就彻底干燥了。②烘干，对热稳定的化合物可以在低于其熔点的温度下用红外灯或烘箱、蒸汽浴等方式进行干燥。必须注意，由于溶剂的存在，结晶可能在较其熔点低很多的温度下就开始熔融了，所以必须注意控制温度并经常翻动晶体。

（蒋金霞）

五、萃　取

萃取是有机化学实验中用来提取或纯化有机化合物的常用操作之一。利用萃取可以从固体或液体的混合物中提取出所需要的物质，也可以用来洗去混合物中少量的杂质。通常前者称为“萃取”（抽提），后者称为“洗涤”。随着被提取物质状态的不同，萃取可分为两种：一种是用溶剂从液体混合物中提取所需物质，称为液-液萃取；另一种是用溶剂从固体混合物中提取所需物质，称为液-固萃取。

（一）基本原理

1. 原理　萃取是利用物质在两种互不相溶（或微溶）的溶剂中溶解度或分配比的不同来达到分离、提取或纯化目的的一种操作。其原理可用与水不互溶（或微溶）的有机溶剂从水溶剂中萃取有机化合物来说明。将含有有机化合物的水溶液用有机溶剂萃取时，有机化合物就在两液相间进行分配。在一定温度下，此有机化合物在有机相中和在水相中的浓度之比为一常数，此即“分配定律”。假如一种物质在两液相 A 和 B 中的浓度分别为 C_A 和 C_B，则在一定温度下 $C_A/C_B=K$，K 是一常数，称为“分配系数”，它可以近似地看作此物质在两溶剂中的溶解度之比。

有机物质在有机溶剂中的溶解度一般比在水中的溶解度大，所以可以用有机溶剂将它们从水溶液中萃取出来。但是除非分配系数极大，否则用一次萃取不可能将有机物质全部转移入新的有机相中。在萃取时，若在水溶液中先加入一定量的电解质（如氯化钠），可利用盐析效应以降低有机物和萃取溶剂在水溶液中的溶解度，进而提高萃取效果。

2. 分配定律　当用一定量的溶剂从水溶液中萃取有机化合物时，多次萃取的效果优于一次萃取。可以利用分配定律进行推导说明：

假设原溶液 V（mL）中化合物的总量为 W_0，W_1 为萃取一次后化合物剩余量，W_2 为萃取两次后化合物剩余量，W_n 为萃取 n 次后化合物剩余量，V_e 为萃取溶剂的体积。

经一次萃取，原溶液中该化合物的质量浓度为 W_1/V，而萃取溶剂中该化合物的质量浓度为$(W_0-W_1)/V_e$，两者之比等于 K，即

$$\frac{W_1/V}{(W_0-W_1)/V_e}=K \tag{3-1-1}$$

整理后

$$W_1=W_0\frac{KV}{KV+V_e} \tag{3-1-2}$$

同理，经两次萃取后，则有

$$\frac{W_2/V}{(W_1-W_2)/V_e}=K \tag{3-1-3}$$

即

$$W_2=W_1\frac{KV}{KV+V_e}=W_0\left(\frac{KV}{KV+V_e}\right)^2 \tag{3-1-4}$$

因此，经 n 次萃取后

$$W_n=W_0\left(\frac{KV}{KV+V_e}\right)^n \tag{3-1-5}$$

当用一定量溶剂萃取时，希望在水中的剩余量越少越好。式（3-1-5）中 $\frac{KV}{KV+V_e}$ 总是小于 1，所以 n 越大，W_n 就越小。也就是说把溶剂多分成几份，多次进行萃取比全部量一次萃取效果好，即按照“少量多次”的原则。但应该注意，式（3-1-5）中适用于几乎和水不互溶的溶剂，如苯、四氯化碳等。而与水少量互溶的溶剂，如乙醚，该式只是近似计算，但还是可以定性地指出预期的结果。

3. 常用萃取剂 用得较多的萃取剂有乙醚、苯、四氯化碳、氯仿、石油醚、乙酸酯等。为了除去有机物中的少量酸、碱等，一般用 5%的氢氧化钠、5%或 10%的碳酸钠或碳酸氢钠、稀盐酸、稀硫酸等洗涤有机化合物，使杂质酸或碱与萃取剂反应形成盐而更多地进入水相。

（二）实验操作

1. 液-液萃取 在实验中用的最多的是水溶液中物质的萃取。常用的萃取仪器为分液漏斗，主要有球形分液漏斗和长锥形分液漏斗。漏斗越长，振摇之后分层所需的时间也越长。当两液体密度接近时，采用球形分液漏斗较为合适，但球形分液漏斗在分液时，液面中心会下陷，呈旋涡状，且两液层的界面中心也会下陷，因而不易将两液层完全分开，故当界面下降至接近下端旋塞时，放出液体的速度必须非常缓慢。长锥形分液漏斗由于锥角较小，一般无此缺点。

（1）操作时应选择容积较液体体积 2 倍以上的分液漏斗，把活塞擦干，在离活塞孔稍远处薄薄地涂上一层润滑脂或凡士林，塞好活塞旋转几圈，使润滑脂均匀分布，看上去呈透明状。一般使用前应检查塞子与活塞是否漏水。然后将分液漏斗固定在铁圈上，关好活塞，先加入被萃取溶液，再加入萃取剂（一般为被萃取溶液的 1/3 左右），总体积不得超过分液漏斗容积的 3/4，塞上顶塞（顶塞不涂凡士林）。

（2）取下分液漏斗，先把分液漏斗倾斜，使漏斗的上口略朝下，右手捏住上口颈部，并用示指根部压紧塞子，以免盖子松开，用左手拇指、示指和中指控制漏斗的旋塞，控制旋塞的方式既要防止振摇时旋塞转动或脱落，又要便于灵活地旋开旋塞。

（3）轻轻振摇后，将漏斗的上口向下倾斜，下部支管指向斜上方（朝向无人处），左手仍握在活塞支管处，用拇指和示指旋开活塞，从指向斜上方的支管口释放出漏斗内的压力，也称“放气”。如此重复几次至放气时压力很小，再剧烈振摇几次。将漏斗放回铁圈中静置。当使用低沸点溶剂，如乙醚、苯或用碳酸钠溶液中和酸性溶液时，振摇后漏斗内部会产生很大的气压，如果不及时放气，因漏斗内部压力过大，会使溶液从玻璃塞子边渗出，甚至可能冲掉塞子，造成产品损失或顶开塞子而发生喷液，特别严重时会造成事故。每次“放气”之后，要注意关好活塞，再重复振摇。振摇结束时，打开活塞做最后一次“放气”，然后将漏斗重新放回铁圈上去。旋转顶塞，使出气槽对准漏斗颈部的侧孔，静置，使乳浊液分层。

（4）待分层清晰后，打开上面顶塞，在分液漏斗下放置一容量合适的锥形瓶，将活塞缓慢旋开，下层液体自活塞放出，开始时可稍快一点，当分层液面接近活塞时，应稍慢一点。分液时一定要尽可能分离干净，在两液相间可能出现的一些絮状物也应同时放去。然后将上层液体从分液漏斗的上口倒出，不可以从活塞下放，以免被残留在漏斗颈中的下层液体污染。将水溶液倒回分液漏斗中，再用新的萃取剂萃取。萃取次数取决于分配系数，一般为 3～5 次，将所有的萃取液合并，并加入过量的干燥剂干燥。然后蒸去溶剂，萃取所得的有机化合物视其性质可利用蒸馏、重结晶等方法纯化。

（5）在萃取时，可利用盐析效应，即在水溶液中先加入一定量的电解质（如氯化钠），以降低有机物在水中的溶解度，提高萃取效果。

（6）在萃取时，特别是当溶液呈碱性时，常常会产生乳化现象，两液相界面不清晰；有时由于溶剂互溶或两液相相对密度相差较小，使两液相很难明显分开；有时会产生一些絮状沉淀，夹杂在两液相之间。可以通过以下方法来破坏乳化和除去絮状物：①较长时间静置。②若因两种溶剂（水与有机溶剂）能部分互溶而发生乳化，可以加入少量的电解质，利用盐析作用破坏乳化现象。在两液相相对密度相差较小时，也可以加入食盐，以增加水的相对密度。若因溶液呈碱性而产生乳化，可加入少量稀硫酸或采用过滤等方法除去。③有时也可加入少量乙醇或其他第三种溶剂。④若被萃取液中含有表面活性剂而造成乳化，只要条件允许，即可用改变溶液 pH 的方法来使之分层。

（7）选择萃取溶剂时，既要考虑被萃取物质的溶解度大，又要顾及萃取后易于该物质分离。因此，所选溶剂的沸点最好低一点。一般水溶性比较小的物质可用石油醚萃取，水溶性较大的物质可用苯或乙醚萃取，水溶性更大的，可用乙酸乙酯等萃取。由于有机溶剂或多或少溶于水，故第一次萃取时溶剂用量要比后面几次多一些，弥补由于它稍溶于水而引起的损失。

（8）当有机化合物在原溶剂中比萃取剂中更易溶解时，就必须使用大量溶剂并经过多次萃取才能达到萃取目的。为了减少萃取溶剂的用量，最好采用连续萃取，其装置有两种：一种适用于自较重的溶液中用较轻的溶剂进行萃取（如用乙醚萃取水溶液）；另一种适用于自较轻的溶液中用较重的溶剂进行萃取（如用氯仿萃取水溶液）。

2. 液-固萃取 固体物质的萃取，通常是用长期浸出法或采用脂肪提取器（又称索氏提取器）萃取。前者是靠溶剂长期的浸润溶解而将固体物质中的需要物质浸出来。这种方法虽不需要任何特殊器皿，但效率不高，而且溶剂的需要量较大。脂肪提取器是利用溶剂回流及虹吸原理，使固体物质连续不断地被纯的溶剂所萃取，因而效率较高。

（蒋金霞）

第4章 基础性实验

实训一 电子天平的使用及固体物质的称量方法

一、实训目标

（一）知识目标

1. 掌握直接称量法、递减称量法和固定质量称量法的操作方法。
2. 熟悉电子天平的称量原理、电子天平控制板按键的功能。
3. 了解电子天平的构造。

（二）能力目标

学会电子天平的使用（清扫、水平调节、预热、调零、称量）。

二、实训内容

1. 认识电子天平的结构及使用步骤。
2. 称量练习（直接称量法、增量法及减量法）。

三、实训原理

电子天平（图 4-1-1）可以准确地测量物体质量，根据电磁力与被测物体重力相平衡的原理实现直接称量，当称量盘上加上或除去被测物体时，天平则产生不平衡状态，此时可以通过传感器检测到其电流变化，以数字方式显示出被测物体质量。称量时不需要砝码，将称量物放在天平盘上，几秒钟内即可达到平衡，显示读数，称量速度快，精确度高。此外，电子天平还具有自动校正、自动去皮、超载指示、故障报警等功能，可与打印机、计算机联用，统计称量的最大值、最小值、平均值及标准偏差等。

电子天平种类很多，如 FA 系列、JA 系列等，按结构不同可分为上皿式（天平盘在支架上面）和下皿式（天平盘吊挂在支架下面），目前应用较多的是上皿式电子天平。尽管电子天平的种类繁多，但其使用方法大同小异（具体操作可参照仪器使用说明书）。

用电子天平进行称量，快捷是其主要特点。下面介绍几种最常用的称量方法。

1. 直接称量法 此法是将称量物轻放在天平盘上直接称量物体的质量。例如，称量小烧杯的质量，重量分析实验中称量某坩埚的质量等，都使用这种称量法。

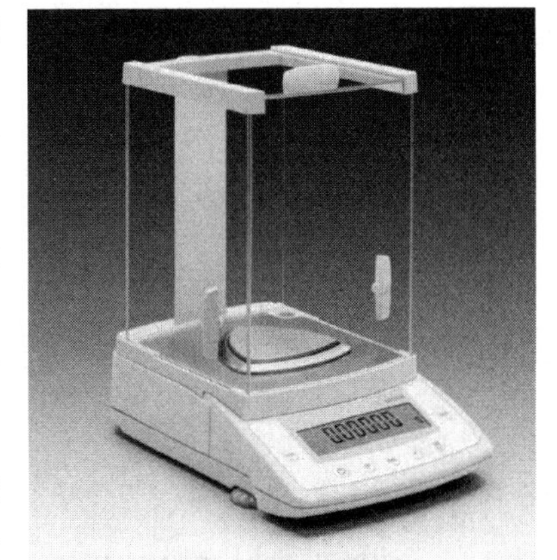

图 4-1-1 电子分析天平

2. 增量法（固定质量称量法） 用于称量某一固定质量的试样（如基准物质）。这种称量操作的速度很慢，适于称量不易吸潮、在空气中能稳定存在的粉末状或小颗粒（最小颗粒应小于 0.1mg，以便容易调节其质量）样品。

将干燥的小容器轻放在天平称量盘上，待显示平衡后按“O/T”键扣除皮重并显示零点，然后打开天平门往容器中缓慢加入试样并观察屏幕，当达到所需质量时停止加样，关上天平门，显示平衡后屏上的数字即为所称取试样的净重。增量法若不慎加入试剂超过指定质量，可以用牛角匙取出多余试剂。重复上述操作，直至试样质量符合指定要求为止。严格要求时，取出的多余试样应弃去，不要放回原试剂瓶中。操作时不能将试样散落于天平称量盘等容器以外的地方，称好的试样必须定量地转入接收容器，即“定量转移”。

3. 减量法（递减称量法） 用于称量一定质量范围的试样。在称量过程中样品易吸水、易氧化、易与 CO_2 等物质反应或当用不干燥的容器称取样品时，不能用增量法，可选择减量法。

减量法称量步骤如下：从干燥器中用纸带（或纸片）夹住称量瓶后取出称量瓶（图 4-1-2）（注意不要让手指直接触及称量瓶和瓶盖），用纸带夹住称量瓶身，打开瓶盖，用药匙加入适量试样（一般为 1 份试样量的整数倍），盖上瓶盖，轻放在称量盘上，显示稳定后，按一下“O/T”键使显示为零，将称量瓶从天平上取出，在接收容器的上方倾斜瓶身，用称量瓶盖轻敲瓶口上部使试样慢慢落入容器中，瓶盖始终不要离开接收容器上方（图 4-1-3）。当倾出的试样接近所需量（可从体积上估计或试重得知）时，一边继续用瓶盖轻敲瓶口，一边逐渐将瓶身竖直，使黏附在瓶口上的试样落回称量瓶，然后盖好瓶盖，再将称量瓶放在天平上称量，如果所示质量达到要求范围，即可记录称量结果。若需连续称取第二份试样，则再按一下“O/T”键，显示为零后向第二个容器中转移试样，其步骤与第一个容器的试样称量方法相同。

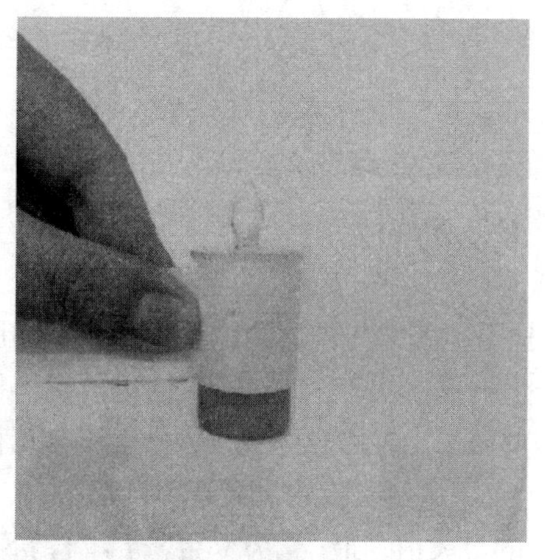

图 4-1-2 称量瓶的拿法

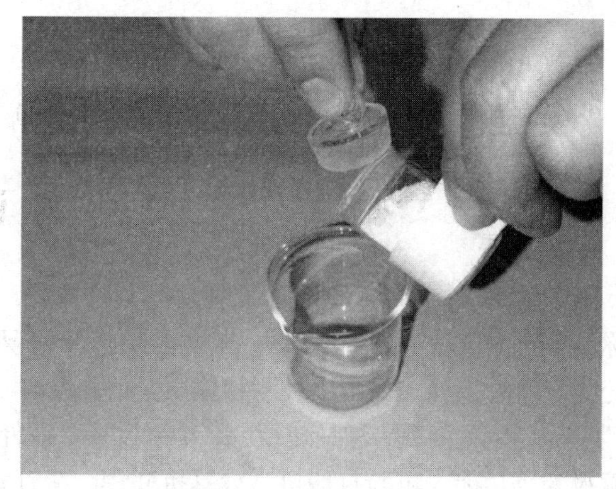

图 4-1-3 减量法的倾样方法

四、实训用品

1. 仪器 电子天平、干燥器、称量瓶、纸带、烧杯、药匙。

2. 药品 无水碳酸钠，邻苯二甲酸氢钾。

五、实训步骤

1. 认识电子天平的结构及使用步骤 下面以岛津 AUX220 电子天平为例，简要介绍电子天平的使用方法。

电子天平的控制板有多个按键，一般情况下，只用“开/关”键（POWER 键）、“去皮/调零”键（“O/T”键）和“校准/调整”键（CAL 键），使用时操作步骤如下所述。

（1）预热　接通电源，预热至规定时间。

（2）水平调节　检查水平仪，如不水平，应调整水平调节螺丝，使水泡位于水平仪中心。

（3）开启显示屏　轻按 POWER 键，约 2 秒后，显示屏显示天平的型号，然后是称量模式 0.0000g。

（4）校准　天平安装好后，经过校准后才能使用（若天平存放时间较长、位置移动、环境变化时，在使用前也应进行校准）。岛津 AUX220 电子天平具有内校准功能，轻按 CAL 键即可进行仪器校准。

（5）直接称量　按“O/T”键，显示屏显示 0.0000g 后，将称量物置于称量盘上，待数字稳定后，即可读数，记录称量物的质量。

（6）称量完毕，取下被称物，如果不久还要继续使用天平，可暂不按“开/关”键，天平将自动保持零位，或者按一下“开/关”键（但不可拔下电源插头），让天平处于待命状态，即显示屏上数字消失，左下角出现一个“0”，再称样时按一下“开/关”键就可使用。如果较长时间（半天以上）不再用天平，应拔下电源插头，盖上防尘罩。

（7）在天平的使用记录本上记下称量操作的时间和天平状态，并签名，整理好台面之后方可离开。

2. 称量练习

（1）直接称量法　称取一个空烧杯的质量。

（2）固定质量称量法　称量 0.1058g 无水碳酸钠 2 份。

（3）递减称量法　称量 0.3～0.4g 的邻苯二甲酸氢钾 3 份。

六、注 意 事 项

1. 称量前应先根据被称量物质的性质选择合适的称量方法。

2. 称量前熟练掌握各个按键的功能，避免误操作，不同厂家和型号的按键略有不同，可根据仪器说明书进行操作。

3. 注意称量规范性，如称量瓶不能直接用手接触，应用清洁的纸条取放；称量的物品不能撒到称量盘上，易腐蚀的物品不能直接放在称量盘上等等。

4. 称量结果记录时应准确、规范，不得随意涂改，确有需要涂改时须遵循数据修改规则方法。

5. 注意天平的清洁与维护。

七、实 训 思 考

1. 三种称量方法各有什么特点？哪种最快？哪种最慢？分别适用于哪类物质的称量？

2. 实验室中称量标准品可以选择哪种方法？原因是什么？

八、实 训 评 价

测试时间：　　　年　　月　　日　　　　　　　　　　　　评价教师：

测试项目	指标分值	测评标准	项目得分
认识电子天平	2	1. 熟悉电子天平各部件的名称和作用 2. 了解电子天平的使用和保管规则	
直接称量法	2	1. 掌握直接称量法适用的特点 2. 学会电子天平的使用	

续表

测试项目	指标分值	测评标准	项目得分
增量法、减量法	2	1. 熟悉增量法、减量法称量特点 2. 掌握增量法、减量法操作要点	
实验态度	2	1. 遵守实验、实训规章制度、安全守则 2. 实验服保持清洁，认真操作，不高声谈笑	
实验习惯	2	1. 台面整洁、仪器摆放有序，爱护仪器、节约试剂 2. 操作规范，有条不紊，实训报告书写标准；实验结束，能很好地做好收尾工作	
总分			

说明：完全达到 2 分；基本达到 1.5 分；部分达到 1 分；少量达到 0.5 分。

九、实 训 报 告

1. 实训记录

（1）直接称量法　空烧杯质量 m（g）：

（2）固定质量称量法　$m_{Na_2CO_3}$（g）：

（3）递减称量法

测定份数	1	2	3
邻苯二甲酸氢钾的质量（g）			

2. 实训小结

（王丽娟）

实训二　量筒、容量瓶、移液管的使用及溶液的配制

一、实 训 目 的

（一）知识目标

1. 掌握量筒、容量瓶、移液管的使用方法，溶液的配制和稀释的原理、方法和步骤。
2. 理解溶液浓度的计算方法。
3. 了解溶液配制所用玻璃仪器及其洗涤方法。

（二）能力目标

学会固体试剂的称取，液体试剂的量取和溶液定容的操作。

二、实训内容

1. 量筒、容量瓶和移液管的规范操作。
2. 溶液的配制和稀释。

三、实训原理

1. 溶液配制原理 溶液的配制一般是把固体试剂溶于水（或其他溶剂）配制成溶液或把液态试剂（或浓溶液）加水稀释为所需的稀溶液。溶液按其浓度的准确度和用途可分为一般溶液和准确浓度溶液。一般溶液浓度精度要求不高，只需 1～2 位有效数字，在化学实训中常用于溶解样品、调节酸度、分离或掩蔽干扰离子、显色等；准确浓度溶液，又称为标准溶液，浓度要求准确到 4 位有效数字，主要用于定量分析等。配制溶液是化学实训、药剂生产和定量分析的基本操作之一。无论是标准溶液还是一般溶液的配制，首先要根据配制溶液的浓度和体积，计算出所需试剂的用量，再称取固体试剂的质量或量取液体试剂的体积，然后与适量的溶剂混合，再定量转移到量筒或容量瓶中，加溶剂稀释至量筒或容量瓶刻度，混匀即得。

2. 量筒的使用 粗略量取一定体积的液体时可用量筒。读取量筒内液体体积的数据时，必须使视线与量筒内液体的凹液面最低处保持在一个水平，如图 4-2-1（b）所示。

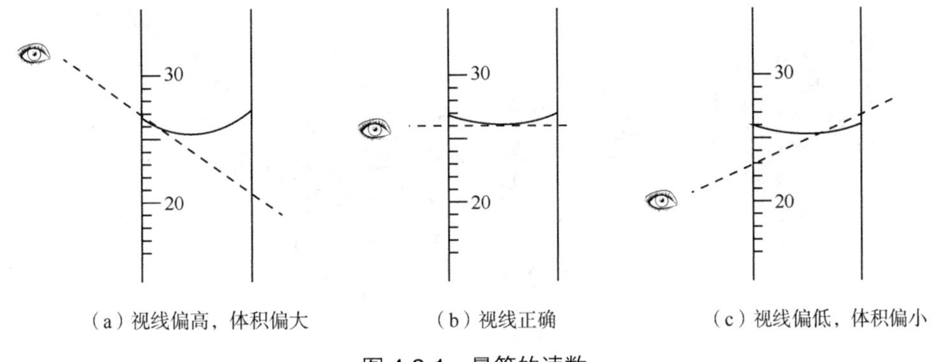

（a）视线偏高，体积偏大　（b）视线正确　（c）视线偏低，体积偏小

图 4-2-1 量筒的读数

使用量筒时应注意量筒不能加热和烘干，不能量过热的或太冷的液体；量筒不能用作反应容器，也不能用于有明显热量变化的混合或稀释实验。

3. 移液管（吸量管）的使用 移液管和吸量管均用于准确移取一定体积的液体。

移液管中部膨大且管颈上部有一条环状刻度，适用于准确量取某一体积溶液，常用规格有 5mL、10mL、20mL、25mL、50mL 等；吸量管是直形且管上具有分刻度，适用于准确量取其刻度范围内的任意体积溶液，常用的规格有 0.1mL、0.2mL、0.5mL、1mL、2mL、5mL、10mL 等。在标明的温度下，使溶液凹液面最低点与标线移液管和吸量管相切时，让溶液按一定的方法自由流出，则流出的体积与管上标明的体积相同。

（1）洗涤 移液管（吸量管）是带有精确刻度的容量仪器，不宜用刷子刷洗。应先用自来水淋洗，若内壁仍挂水珠，则用洗液或装有洗涤液的超声波仪洗涤，最后再用自来水和蒸馏水淋洗。

（2）润洗 移取溶液前，先用少量待吸取溶液润洗 3 次。方法是：用左手持洗耳球，将示指或拇指放在洗耳球上方，其他手指自然地握住洗耳球，右手拇指和中指拿住移液管或吸量管标线以上部分，环指和小指辅助拿住移液管，将洗耳球排气后对准移液管口，将移液管管尖伸入溶液中吸取。当溶液吸至移液管约 1/4 处（注意：勿使溶液回流，以免稀释待吸溶液）时，右手示指堵住管口移出，左手托住移液管的下端没沾溶液部分，缓缓松开右手示指，一边转动移液管，一边使上管口降低，让溶液润湿管内壁（注意：溶液不超过管上部黄线或红线）。润洗过的溶液，应从管尖放尽，不得从上口倒出。如此反复润洗 3 次。

（3）吸液　移液管经润洗后，移取溶液时，如图 4-2-2（a）所示，将管尖直接插入待吸液液面下 1～2cm 处。注意管尖不应伸得太浅，以免液面下降后造成吸空；也不应伸得太深，以免管外壁附有过多溶液。吸液时，应注意容器中液面和管尖的位置，应使管尖随液面下降而下降，以免吸空。当洗耳球慢慢放松时，管中液面徐徐上升。当液面上升至刻度标线以上时，迅速移去洗耳球，同时用右手示指堵紧管口。将移液管提离液面，使管尖紧贴容器内壁，将管下端原伸入溶液部分沿容器内壁轻转两圈，以除去管外壁附有的溶液。将容器倾斜约 30°，保持管垂直，管尖紧贴容器内壁，右手持管，手指微微旋动移液管，使液面缓慢稳定下降，直至视线平视时，液体凹液面最低点与刻度线标线相切，此时立即用示指堵紧管口。

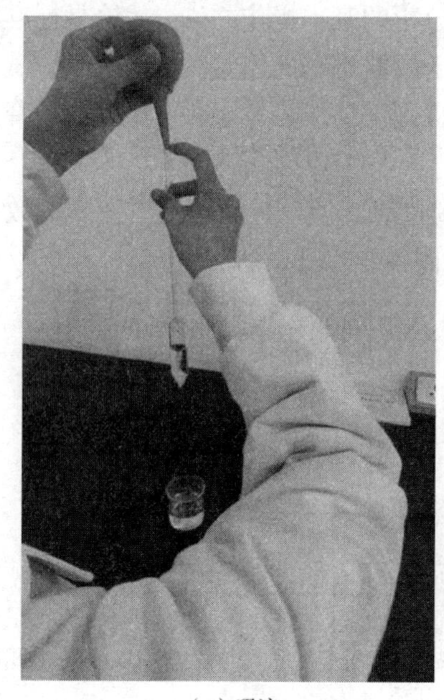

（a）吸液

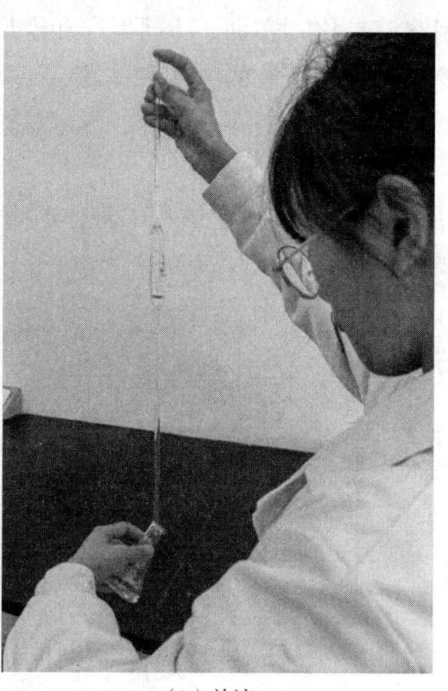

（b）放液

图 4-2-2　移液管的吸液与放液

（4）放液　从移液管放液时，如图 4-2-2（b）所示，左手改拿接收溶液容器，并使容器倾斜，将移液管移入容器中，保持移液管垂直，使内壁紧贴管尖，呈 30°左右。然后放松右手示指，使溶液竖直自然顺壁流下。待溶液流尽，等 15 秒左右，并将管尖左右旋转一下才取出移液管，不要把残留在管尖的液体吹出，因为在校准移液管的体积时，没有将这部分体积算在内。但移液管若标有"吹"字，则要将管尖液体吹出。

用吸量管吸取溶液时，大体与上述操作相同。但吸量管上常有"吹"字，特别是 1mL 以下吸量管，要注意流完溶液要将管尖溶液吹入接收容器中。注意：吸量管分刻度，有的刻到末端收缩部分，有的只刻到距尖端 1～2cm 处，要看清刻度。在同一实验中，应尽量使用同一支吸量管的同一段，通常尽可能使用上面部分，而不用末端收缩部分。例如，用 5mL 吸量管移取 3mL 溶液，通常让溶液自 0mL 流至 3mL，而避免从 2mL 刻度流至末端。

4. 容量瓶的使用　容量瓶是一种细颈梨形的平底玻璃瓶，用于将准确称量的物质配成准确浓度、准确体积的溶液，或将准确体积和准确浓度的浓溶液稀释成准确浓度、准确体积的稀溶液。常用规格有 10mL、25mL、50mL、100mL、250mL、500mL、1000mL 等。容量瓶带有磨口玻璃塞，用塑料绳固定在瓶颈上。

容量瓶的使用方法如下：

（1）检漏　加自来水到标线附近，盖好瓶塞后，左手用示指按住塞子，其他手指拿住瓶颈标线以上部分，右手用指尖托住瓶底边缘，如图4-2-3（a）所示。将瓶倒立片刻，如不漏水，将瓶直立，转动瓶塞180°后，再倒立片刻，观察瓶塞周围是否渗水，若不渗水，即可使用。

（2）洗涤　容量瓶先用自来水涮洗内壁，倒出水后，内壁如不挂水珠，即可用蒸馏水涮洗，备用，否则必须用洗液洗。用洗液洗之前，先将瓶内残余水倒出，装入适量洗液，转动容量瓶，使洗液润洗内壁后，稍停一会，将洗液倒回原瓶，再用自来水冲洗，最后用少量蒸馏水涮洗内壁3次（每次用蒸馏水10mL左右），即可。

（3）溶解　将已准确称量的固体置于洗净的小烧杯中，加入适量溶剂搅拌溶解。注意：使用玻璃棒搅拌时，应使溶液作均匀螺旋运动，不要使玻璃棒碰到烧杯边缘和底部；玻璃棒转速不宜太快，以免使液体溅出或击破小烧杯，如果固体不易溶解，可适当加热促使其溶解，但应注意冷却至室温后，方可转入容量瓶中。

（4）定量转移　将烧杯中溶液定量转移至容量瓶时，烧杯口应紧靠玻璃棒，玻璃棒倾斜，下端紧靠瓶颈内壁，但不要碰到瓶内壁，使溶液沿玻璃棒和瓶内壁流入瓶内，如图4-2-3（b）所示。烧杯中溶液流完后，将烧杯沿玻璃棒稍微向上提起，同时使烧杯直立，再将玻璃棒放回烧杯中，用洗瓶吹洗玻璃棒和烧杯内壁，如前法将洗涤液转移至容量瓶中，一般应重复5次以上，以保证定量转移。若要将浓溶液定量稀释，则先用移液管吸取一定体积的浓溶液移入容量瓶中。当加水至容量瓶约3/4容积时，用手指夹住瓶塞，将容量瓶拿起，旋转摇动几周，使溶液初步混匀（注意：此时不能加塞倒立摇动）。

（5）定容　加水至距离刻度标线约1cm处时，等1～2分钟，使附在瓶颈内壁的溶液流下后，再用胶头滴管加水至溶液凹液面最低点与刻度标线相切为止（有色溶液亦同）。

（6）混匀　盖紧瓶塞，按检漏的操作方法倒转容量瓶，反复摇动10次以上，如图4-2-3（c）所示，放正容量瓶，打开瓶塞，使瓶塞周围溶液流下，重新盖好塞子后，再倒转容量瓶，摇动2次，使溶液全部混匀。如瓶内液面低于标线，不应补加水至标线。

容量瓶不宜长期保存试剂溶液，特别是碱性溶液。用毕后立即清洗干净，并在瓶塞与瓶口之间用一纸片隔开。

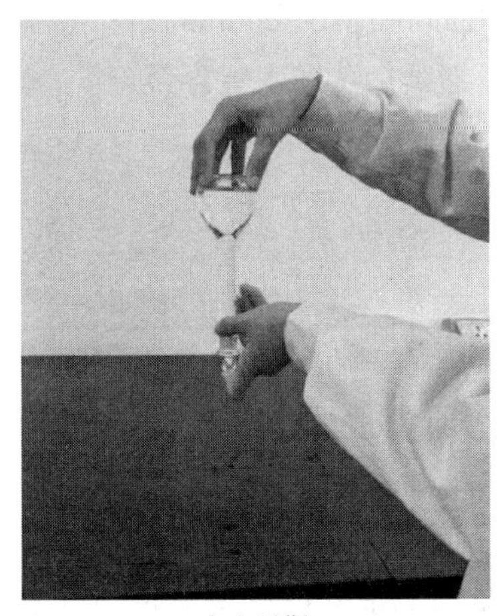
（a）试漏

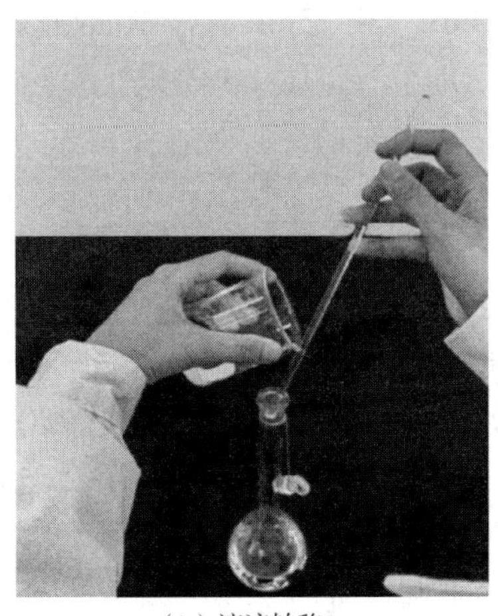
（b）溶液转移

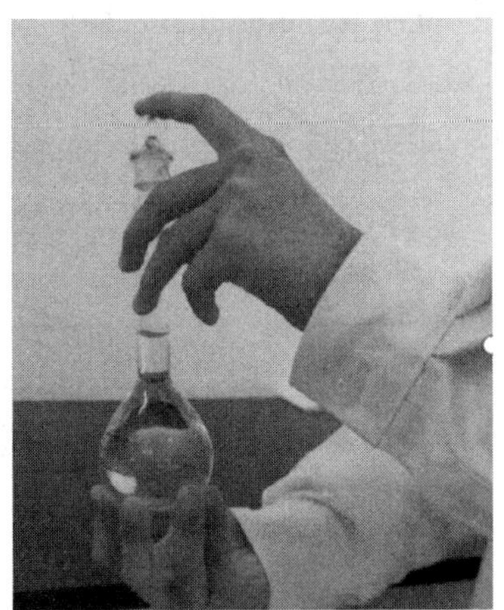
（c）摇匀

图4-2-3　容量瓶的使用

四、实 训 用 品

1. 仪器　电子天平、烧杯、玻璃棒、量筒或量杯（10mL、50mL）、胶头滴管、容量瓶（50mL）、移液管（25mL）、吸量管（1mL）。

2. 试剂 φ_B=0.95 乙醇溶液、氯化钠、浓硫酸、0.2000mol/L 的乙酸溶液、浓盐酸。

五、实训步骤

1. 用 φ_B=0.95 的乙醇溶液配制 φ_B=0.75 乙醇溶液（消毒用酒精的浓度）**50mL**

（1）计算 配制 50mL φ_B=0.75 乙醇溶液所需 φ_B=0.95 乙醇溶液的体积。

（2）配制 用 50mL 量筒或量杯量取所需 φ_B=0.95 的乙醇溶液，向量筒中加入蒸馏水至 50mL 刻度。配好的溶液倒入回收瓶。

2. 配制 ρ_B=9g/L 氯化钠溶液 50mL

（1）计算 配制 50mL ρ_B=9g/L 氯化钠溶液，需要氯化钠固体的质量。

（2）配制 在电子天平上称出所需氯化钠的质量，置入 50mL 烧杯中，加蒸馏水适量，搅拌使其溶解，转移至 50mL 量筒中，用少量蒸馏水洗涤烧杯 2～3 次，洗涤液倒入量筒内，继续加蒸馏水至 50mL 刻度。配制好的溶液倒入回收瓶。

3. 由浓硫酸（ω_B=0.98，密度 ρ=1.84kg/L）**配制 3mol/L 硫酸溶液 50mL**

（1）计算 配制 50mL 3mol/L 硫酸溶液，需密度 ρ=1.84kg/L，质量分数 ω_B=0.98 的浓硫酸的体积。

（2）配制 用干燥的 10mL 量筒或量杯量取所需浓硫酸的体积；用烧杯盛蒸馏水约 20mL，将浓硫酸缓缓倒入烧杯中（配制时一定要注意将浓硫酸缓缓倒入水中，切勿将水倒入浓硫酸中），边倒边搅拌，冷却后倒入 50mL 量筒中，用少量蒸馏水洗涤烧杯 2～3 次，并将洗涤液倒入 50mL 量筒中，再用蒸馏水稀释定容至 50mL，即得 3mol/L 硫酸溶液。所配溶液倒入回收瓶中。

4. 配制 1mol/L HCl 溶液 50mL

（1）计算 先计算配制 50mL 1mol/L HCl 溶液所需浓盐酸（质量分数为 37%，密度为 1.19g/mL）的体积。

（2）配制 用 10mL 量筒量取所需体积的浓盐酸，倒入 50mL 烧杯中内，加少量水溶解，转移至 50mL 量筒中，再用蒸馏水稀释至刻度，即得 1mol/L HCl 溶液。将所配溶液倒入回收瓶中。

5. 配制 0.1000mol/L 乙酸溶液 50mL 用 25mL 移液管准确移取 25.00mL 0.2000mol/L 乙酸溶液，置于 50mL 容量瓶中，加蒸馏水稀释，加至容量瓶 2/3 体积处，平摇，继续加蒸馏水定容至刻度，摇匀。配制好的溶液倒入回收瓶。

六、注意事项

1. 在配制溶液时，首先应根据所需配制溶液的浓度、体积，计算出溶质的用量。

2. 在用固体物质配制溶液时，如果物质含结晶水，则应将结晶水计算进去。稀释浓溶液时，应根据稀释前后溶质的质量不变的原则，计算出所需浓溶液的体积，然后加水稀释。稀释浓硫酸时，应将浓硫酸慢慢注入水中，并注意搅拌。

3. 在配制溶液时，应根据配制要求选择所用仪器。如果对溶液浓度的准确度要求不高，可用百分之一的电子天平、量筒、量杯等仪器进行粗略配制；若要求溶液的浓度比较准确，则应用万分之一的电子分析天平、移液管（吸量管）、容量瓶等仪器进行精确配制。

4. 少量浓硫酸溅到皮肤上会使人感到疼痛，大量浓硫酸更会引起皮肤灼伤。如果在实验中不小心皮肤溅上了硫酸，需要立即用布将皮肤上的硫酸吸去，不要用力摩擦，以免皮肤受到更大损伤，并用大量的水或稀的氨水冲洗。如果皮肤灼伤严重，应该立刻到医院诊治。

七、实 训 思 考

1. 稀释浓硫酸时应注意哪些问题?
2. 能否在量筒、容量瓶中直接溶解固体试剂?为什么?
3. 用容量瓶配制溶液时，是否需要先把容量瓶干燥?是否需要用被稀释溶液洗2～3遍?为什么?

八、实 训 评 价

测试时间：　　　年　　月　　日　　　　　　　　　　　　评价教师：

测试项目	指标分值	测评标准	项目得分
容量瓶的使用	3	1. 容量瓶的准备	
		2. 定量转移操作	
		3. 定容操作	
移液管的使用	3	1. 移液管的准备	
		2. 溶液的移取操作	
		3. 放液操作	
溶液的配制	2	1. 正确选择溶液配制的方法	
		2. 熟悉溶液配制的流程	
实验态度	1	1. 遵守实验室实训规章制度和安全守则	
		2. 实验过程中认真操作，不大声喧哗	
实验习惯	1	1. 台面整洁、仪器摆放有序，爱护仪器、节约试剂	
		2. 实验结束，做好收尾工作	
总分			

九、实 训 报 告

1. 实训记录及数据处理

(1) 用 φ_B=0.95 的乙醇溶液配制 φ_B=0.75 乙醇溶液 50mL

计算

配制

(2) 配制 ρ_B=9g/L 氯化钠溶液 50mL

计算

配制

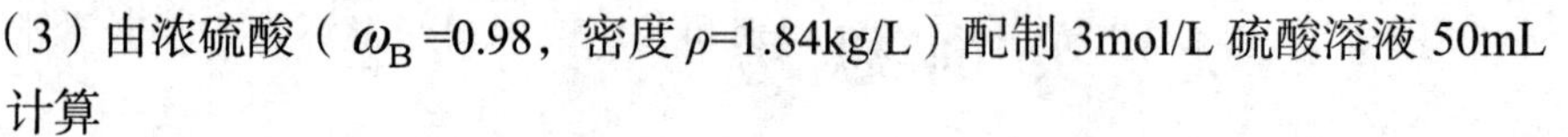

（3）由浓硫酸（ω_B=0.98，密度 ρ=1.84kg/L）配制 3mol/L 硫酸溶液 50mL

计算

配制

（4）配制 1mol/L HCl 溶液 50mL

计算

配制

（5）配制 0.1000mol/L 的乙酸溶液 50mL

计算

配制

2. 实训小结

（蒋　文）

实训三　缓冲溶液的配制与性质

一、实 训 目 的

（一）知识目标

1. 掌握缓冲溶液的配制方法及相关实验操作，验证其缓冲作用。

2. 理解影响缓冲容量的因素。
3. 了解科研、生产中缓冲溶液的用途及配制方法。

（二）能力目标

学会配制缓冲溶液，学会使用 pH 试纸测定溶液 pH，学会使用吸量管。

二、实训内容

1. 配制缓冲溶液。
2. 验证缓冲溶液的缓冲作用。
3. 研究缓冲比、缓冲溶液总浓度对缓冲容量的影响规律。

三、实训原理

缓冲溶液是一种能够抵抗外加少量强酸、强碱或加水适当稀释的影响，而保持溶液 pH 基本不变的溶液。缓冲溶液是由共轭酸碱对组成的，其中的弱酸为抗碱成分，而其共轭碱为抗酸成分。由于缓冲溶液中存在大量的抗酸成分和抗碱成分，所以能维持溶液 pH 的相对稳定。不同的缓冲溶液具有不同的缓冲范围，配制缓冲溶液时应根据所需 pH 选择合适的缓冲对，使所需的 pH 恰好在缓冲溶液的缓冲范围内（弱酸的 pK_a-1～pK_a+1）。在具体配制时，为方便起见，常采用相同浓度的共轭酸碱以不同体积混合，利用公式：

$$pH = pK_a + \lg\frac{V_{B^-}}{V_{HB}}$$

可计算出所需的弱酸 HB 溶液和其共轭碱 B^-溶液的体积，将所需体积的弱酸溶液和其共轭碱溶液混合即得所需缓冲溶液。

缓冲溶液的缓冲能力可用缓冲容量来衡量，缓冲溶液的缓冲容量越大，其缓冲能力就越强。缓冲容量与缓冲总浓度及缓冲比有关，当缓冲比一定时，总浓度越大，缓冲容量就越大；当总浓度一定时，缓冲比越接近 1，缓冲容量就越大（缓冲比等于 1 时，缓冲容量最大）。

四、实训用品

1. 仪器　10mL 吸量管（2 支）、10mL 量筒（2 个）、试管、玻璃棒、精密 pH 试纸、广范 pH 试纸、点样板、胶头滴管。

2. 试剂　溴酚红、HAc（0.10mol/L 和 1.0mol/L）、NaAc（0.10mol/L 和 1.0mol/L）、NaOH（0.10mol/L 和 1.0mol/L）、0.10mol/L HCl。

五、实训步骤

1. 缓冲溶液的配制　用 0.10mol/L HAc（pK_a=4.74）溶液和 0.10mol/L NaAc 溶液配制 10mL pH=5.0 的缓冲溶液。

用精密 pH 试纸测定上述缓冲溶液的 pH，并与理论值相比较（保留溶液，供下面实验用）。

2. 缓冲溶液的性质

（1）缓冲溶液的抗酸作用　取 1 支试管，用量筒量取 3mL 上述缓冲溶液加入其中，再加入 2 滴

0.10mol/L HCl 溶液，用精密 pH 试纸测定其 pH。另取 1 支试管，加入蒸馏水 3mL，用精密 pH 试纸先测其 pH，加入 2 滴 0.10mol/L HCl 溶液后，再测其 pH。比较缓冲溶液、蒸馏水中加入盐酸后 pH 变化情况并解释之。

（2）缓冲溶液的抗碱作用 取 1 支试管，加入 3mL 上述缓冲溶液，再加入 2 滴 0.10mol/L NaOH 溶液，用精密 pH 试纸测定其 pH。另取 1 支试管，加入蒸馏水 3mL，再加入 2 滴 0.10mol/L NaOH 溶液后，用精密 pH 试纸测其 pH。比较缓冲溶液、蒸馏水中加入 NaOH 溶液后 pH 变化情况并解释之。

（3）缓冲溶液的抗稀释作用 取 1 支试管，加入 1mL 上述缓冲溶液，再加入 9mL 蒸馏水，振摇试管，用精密 pH 试纸测定其 pH。另取 2 支试管，分别加入 1mL 0.10mol/L HCl 和 0.10mol/L NaOH，先测定两支试管中溶液的 pH，再分别加入 9mL 蒸馏水稀释，用精密 pH 试纸测其 pH。比较三种溶液稀释前后 pH 变化情况并解释之。

3. 影响缓冲容量的因素

（1）缓冲容量与总浓度的关系 取 2 支试管，在一支中加入 0.10mol/L HAc 溶液和 0.10mol/L NaAc 溶液各 2mL，在另一支试管中加入 1.0mol/L HAc 溶液和 1.0mol/L NaAc 溶液各 2mL。用精密 pH 试纸测定两试管中的 pH（观察是否相同？）。向 2 支试管中各加入 2 滴溴酚红指示剂（变色范围为 5.0～6.8，pH＜5.0 呈黄色，pH＞6.8 呈红色），然后向 2 支试管中分别逐滴加入 1.0mol/L NaOH 溶液，边滴加边振摇试管，直至溶液颜色变为红色停止。记录 2 支试管所加 NaOH 溶液的滴数，并解释之。

（2）缓冲容量与缓冲比的关系 取 2 支试管，在一支中加入 0.10mol/L HAc 溶液和 0.10mol/L NaAc 溶液各 5mL，在另一支试管中加入 9mL 0.10mol/L NaAc 溶液和 1mL 0.10mol/L HAc 溶液。计算两溶液的缓冲比，用精密 pH 试纸测定两试管中缓冲溶液的 pH。然后分别往每支试管中加入 1mL 0.10mol/L NaOH 溶液，再用精密 pH 试纸测定两试管中溶液的 pH。比较两种缓冲溶液加入相同量 NaOH 溶液后 pH 变化情况，解释所得结果。

六、注意事项

1. 若实验条件允许，实验中的 pH 测量可使用 pH 计。用试纸测定时，可先用广范 pH 试纸粗测 pH，选定范围后再选择合适的精密 pH 试纸。

2. 除在配制缓冲溶液时，使用吸量管练习其使用外，后续实验取液体均使用量筒。

3. 为使 pH 变化明显，本实验中稀释程度较大。

4. HAc、NaAc、NaOH 有不同的浓度规格，取用时要注意。

七、实训思考

1. 利用 pH 试纸检测溶液的 pH 时，应注意哪些问题？

2. 为什么在缓冲溶液中加入少量强酸或强碱，溶液的 pH 不发生明显的变化？

3. 影响缓冲容量的因素有哪些？

八、实训评价

测试时间： 年 月 日 评价教师：

测试项目	指标分值	测评标准	项目得分
吸量管的操作	2	能熟练使用吸量管移取溶液	
pH 试纸的使用	2	能正确使用 pH 试纸测定溶液的 pH	

续表

测试项目	指标分值	测评标准	项目得分
滴管、量筒的使用	2	能正确使用滴管和量筒	
实验态度	2	1. 遵守实验、实训规章制度、安全守则 2. 实验服保持清洁，认真操作，不高声谈笑	
实验习惯	2	1. 台面整洁、仪器摆放有序，爱护仪器、节约试剂，实验结束，做好收尾工作 2. 操作规范，有条不紊	
总分			

九、实 训 报 告

1. 实训记录及数据

（1）缓冲溶液的配制

编号	共轭酸（mL）	共轭碱（mL）	pH（理论值）	pH（测定值）
1				

（2）缓冲溶液的性质

编号	缓冲溶液	pH	加入酸、碱或纯水的体积	pH
1	HAc-NaAc		2 滴 0.10mol/L HCl	
2	H_2O		2 滴 0.10mol/L HCl	
3	HAc-NaAc		2 滴 0.10mol/L NaOH	
4	H_2O		2 滴 0.10mol/L NaOH	
5	HAc-NaAc		5mL H_2O	
6	0.5mL 0.10mol/L HCl		5mL H_2O	
7	0.5mL 0.10mol/L NaOH		5mL H_2O	

解释及结论：____

____

（3）影响缓冲容量的因素

1）缓冲容量与总浓度的关系

编号	配制方法	pH	滴加 1mol/L NaOH（滴）
1	2mL0.10mol/L HAc+2mL 0.10mol/L NaAc		
2	2mL1.0mol/L HAc+2mL 1.0mol/L NaAc		

2）缓冲容量与缓冲比的关系

编号	配制方法	pH	加入 1mL 0.10mol/L NaOH 溶液后的 pH
1	5mL 0.10mol/L HAc+5mL 0.10mol/L NaAc		
2	1mL 0.10mol/L HAc+9mL 0.10mol/L NaAc		

解释及结论：____

____

2. 实训小结

（季卫刚）

实训四　药用氯化钠的制备

一、实 训 目 的

（一）知识目标

1. 掌握药用氯化钠制备的方法及实验过程中涉及的称量、溶解、过滤、沉淀、抽滤、蒸发等基本操作。

2. 理解药用氯化钠制备原理。

3. 了解药用氯化钠与常规氯化钠的区别。

（二）能力目标

学会用化学方法去除粗盐中可溶、不可溶性杂质制得药用氯化钠。

二、实 训 内 容

药用氯化钠的制备。

三、实 训 原 理

以粗盐为原料，将其中所含的不溶性杂质如泥沙，以及可溶性杂质如 Ca^{2+}、Mg^{2+}、K^+、SO_4^{2-}、Br^-、I^-除去，即得到合乎药用规定的氯化钠。除去原理如下：

1. 不溶性杂质除去方法　由于氯化钠溶于水中，因此可通过溶解和过滤的方法除去泥沙等不溶性杂质。

2. 可溶性杂质除去方法（Ca^{2+}、Mg^{2+}、SO_4^{2-}）　向除去不溶性杂质后的氯化钠溶液中加入稍过量 $BaCl_2$ 溶液，即可将 SO_4^{2-} 转化为难溶解的 $BaSO_4$ 沉淀而除去，将溶液过滤，除去 $BaSO_4$ 沉淀。

$$Ba^{2+} + SO_4^{2-} \longrightarrow BaSO_4 \downarrow$$

再向滤液中加入 NaOH 和 Na_2CO_3 溶液，Ca^{2+}、Mg^{2+}及沉淀 SO_4^{2-} 时所加入的过量 Ba^{2+}便相应转化为难溶的 Mg（OH）$_2$、$CaCO_3$、$BaCO_3$ 沉淀，通过过滤除去 Ca^{2+}、Mg^{2+}及 Ba^{2+}。

$$Mg^{2+} + 2OH^- \longrightarrow Mg(OH)_2 \downarrow$$

$$Ca^{2+} + CO_3^{2-} \longrightarrow CaCO_3 \downarrow$$

$$Ba^{2+} + CO_3^{2-} \longrightarrow BaSO_3 \downarrow$$

3. 其他可溶性杂质除去方法　向过滤后的滤液中加入浓盐酸，中和过量的 OH^-和 CO_3^{2-}，再将溶液进行浓缩、结晶。对于粗盐中含有的 Br^-、I^-、K^+，由于其含量小，且溶解度大，浓缩后过滤时留在母液中而与 NaCl 固体分离。

四、实训用品

1. 仪器 电子天平、烧杯（100mL）、玻璃棒、量筒（20mL）、三角漏斗、布氏漏斗、抽滤瓶、滤纸、石棉网、蒸发皿、酒精灯。

2. 试剂 0.1mol/L $BaCl_2$溶液、2mol/L NaOH溶液、0.1mol/L Na_2CO_3溶液、2mol/L HCl溶液、pH试纸、市售食盐、蒸馏水。

五、实训步骤

1. 溶解 用电子天平称取粗盐约5.0g，置于100mL烧杯中，加入20mL水并加热搅拌使其溶解。

2. 除SO_4^{2-} 将溶液加热至接近沸腾，边搅拌边滴加0.1mol/L $BaCl_2$溶液至沉淀完全，继续加热煮沸数分钟后停止加热及搅拌，待沉淀沉降完全后，再次沿烧杯壁滴加数滴 $BaCl_2$ 溶液，检验SO_4^{2-}是否沉淀完全。若仍有白色沉淀生成，则需补加$BaCl_2$溶液至沉淀完全；若没有新的白色沉淀生成，即可过滤，保留滤液。

3. 除重金属离子 在所得滤液中，边搅拌边滴加2mol/L NaOH溶液0.5mL和0.1mol/L的Na_2CO_3溶液 2mL，加热煮沸数分钟后停止加热及搅拌，待沉淀完全沉降后，再次检查沉淀是否完全，若沉淀完全，即可用抽滤瓶抽滤保留滤液。

检查沉淀完全的方法：取溶液1mL，滴入沉淀剂3～4滴，如不显浑浊，说明沉淀已完全。

4. 除可溶性离子 将滤液移至干净的蒸发皿中，用滴管缓慢加入2mol/L HCl，调节pH至3～4，小火蒸发，不断搅拌加热，蒸发浓缩滤液至糊状稠液后停止加热，稍冷却后用布氏漏斗抽滤，尽量将NaCl晶体抽干。用2～3mL蒸馏水在布氏漏斗中清洗晶体两次，再次抽干后将晶体置于烘箱中105℃烘干，或将结晶放在干净蒸发皿中，在石棉网上用小火加热干燥，即为药用氯化钠。

5. 称重 把烘干的产品进行称重，计算产率。

六、注意事项

注意在蒸发浓缩NaCl的过程中，火不能太大，需要一直不断搅拌并且不能完全蒸干，以免食盐飞溅伤人。

七、实训思考

1. 蒸发浓缩过程中，为什么不能直接把NaCl溶液蒸干？
2. 在调pH过程中，若加入的盐酸过量怎么办？为何要将溶液pH调成酸性？

八、实训评价

测试时间：　　　年　　月　　日　　　　　　　　　　　　评价教师：

测试项目	指标分值	测评标准	项目得分
称量	1	称量准确且及时记录	
过滤	3	1. 滤纸大小合适	
		2. 过滤操作程序正确	
		3. 抽滤操作规范熟练	

续表

测试项目	指标分值	测评标准	项目得分
蒸发	2	1. 操作程序正确 2. 蒸发过程严谨	
实验态度	2	1. 遵守实验、实训规章制度、安全守则 2. 实验服保持清洁，认真操作	
实验习惯	2	1. 台面整洁、仪器摆放有序，爱护仪器、节约试剂 2. 操作规范，有条不紊，实验结束，做好收尾工作	
总分			

九、实 训 报 告

1. 实训记录

原料	产品外观	产品质量（g）	产率

2. 实训小结

（秦　渝）

实训五　熔点的测定

一、实 训 目 的

（一）知识目标

1. 理解熔点测定的原理和意义。
2. 正确地选用和组装仪器。
3. 掌握测定有机物熔点的操作方法。

（二）能力目标

学会正确组装熔点测定仪器和进行有机物熔点的测定。

二、实 训 内 容

1. 组装仪器。
2. 测定尿素的熔点。

三、实 训 原 理

在一定大气压下，物质的固态和液态建立平衡时的温度称为该物质的熔点。纯净的化合物一般有固定的熔点，从开始熔化至完全熔化的温度一般不超过 0.5～1℃，这个温度范围称为熔程。若该物质含少量杂质，则熔点下降，且熔程增大，所以测定熔点可以判断固体化合物的纯度。

测定熔点时，传温液的选择要适当。一般样品熔点在 220℃以下的，可选用浓硫酸作传温液，熔点在 200℃以下的可选用液体石蜡或甘油作传温液，当样品熔点较高时可以选取磷酸、石蜡油等作为传温液，如磷酸可用于 300℃以下样品进行传温；将 7 份硫酸钾和 3 份浓硫酸或 5.5 份浓硫酸和 4.5 份硫酸钾在通风橱中一起加热，直至固体溶解，这样的溶液应用范围在 220～320℃；将 4 份硫酸钾和 6 份浓硫酸混合，则可使用至 365℃，但此类溶液不适用于测定低熔点的化合物，因为它们在室温下呈半固态或固态。本实训用甘油作传温液。

本实训采用简便的毛细管法测定熔点，实际上由此法测得的不是一个温度点，而是熔化范围。用毛细管法测定熔点时，温度计上的熔点读数与真实熔点之间常有一定的偏差，原因是多方面的。例如，温度计中的毛细管孔径不均匀，长期使用的温度计玻璃也可能发生体积变形而导致刻度不准，又如读数的准确性、传温液的选择、毛细管的质量、样品的干燥程度、样品的填装、加热的速度等，因此在进行本次实训时，对这些因素都要加以注意。

四、实 训 用 品

1. 仪器 提勒管（b 形管）、200℃温度计、铁架台、熔点管、酒精灯、烧瓶夹、研钵、直角夹、铁圈、30～50cm 玻璃管、表面皿。

2. 药品 尿素、甘油。

五、实 训 步 骤

1. 样品的准备 样品在填装前要烘干、在研钵中研细，置于干净的表面皿中，然后将样品装入封好的毛细管中，要求装入样品时，一定要反复冲撞夯实，管外样品用擦镜纸等擦拭干净，样品最终填实，高度为 2～3mm。

2. 熔点的测定 首先按图 4-5-1 所示安装熔点测定装置。根据酒精灯的高度确定提勒管的高度，将提勒管用烧瓶夹夹在管颈的上部，固定在铁架台上的直角夹上。温度计悬挂于铁圈上，水银球位于测定管的两侧管之间，传温液加到刚能盖住测定管的上侧管口，装有样品的毛细管用橡皮圈附着在温度计下端，样品部分位于温度计水银球侧面中部，安装完毕，用酒精灯在熔点测定管的弯曲处底部缓缓加热。加热速度要适当，开始的时候温度每分钟上升 5～6℃，加热到距熔点 10～15℃时改为小火，控制每分钟升温 1～2℃。

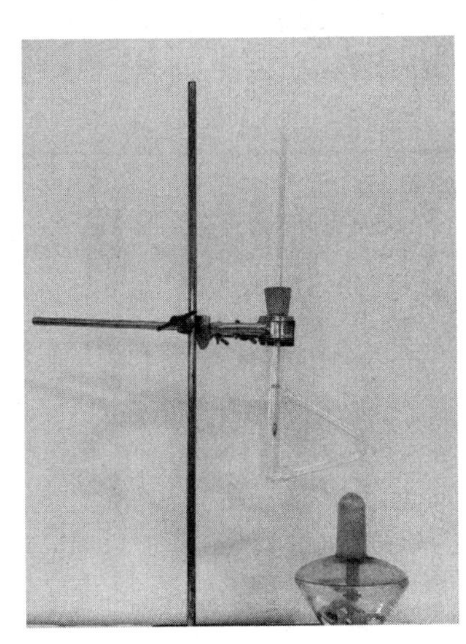

图 4-5-1 熔点的测定装置图

3. 熔点的判断 在加热的同时仔细观察温度计所示的温度变化与样品的变化。当毛细管内样品性状开始改变，或出现小液体时，记下此时的温度（始熔），再记下完全透明（全熔）时的温度。始熔到全熔的温度即为熔点，两点之差称为熔程（亦称为熔点距）。

4. 平行实验 熔点的测定至少要有两次重复的数据。每一次测定都必须用新的熔点管，装新样要等传温液冷却至样品熔点以下约30℃时再进行平行实验。

5. 测定完毕 测定完毕，待传温液冷却后，方可将它倒回原瓶中。温度计放冷后，用废纸擦去传温液，才能用水冲洗，否则温度计容易炸裂。

六、注意事项

1. 熔点测定的样品一定要研磨得极细，装样填实，这样样品受热时才均匀，如果有空隙，不易传热，会影响测定结果。

2. 熔点测定过程中升温速度控制极为重要，特别注意观察开始熔化时和全熔时晶体的变化，减少读数误差。升温速度应慢，让热传导有充分的时间。升温速度过快，会造成测定熔点偏高，导致结果不准。

3. 熔点管的长度不能低于传温液，否则对样品测定准确性带来影响。

4. 熔点管必须洁净。如含有灰尘等，则会产生4～10℃的误差。

5. 样品量太少不便观察，会造成熔点偏低；样品量太多会造成熔程变大，熔点偏高。

6. 样品不干燥或含有杂质，会使熔点偏低，熔程变大。

7. 如使用硫酸作加传温液要特别小心，不能让有机物碰到浓硫酸，否则使传温液颜色变深，有碍熔点的观察。若出现这种情况，可加入少许硝酸钾晶体共热后使之脱色。

8. 第二次测定时传温液要冷却，测完后传温液要回收。

七、思考题

1. 测定熔点时产生误差的因素有哪些？
2. 请结合实验分析当杂质混入样品后，熔点为什么会降低？
3. 如何检查两种熔点接近的样品是否为同一物质？

八、实训评价

测试时间：　　　　年　　月　　日　　　　　　　　　　　　　　　　评价教师：

测试项目	指标分值	测评标准	项目得分
样品的准备	3	1. 样品处理的状态：干燥、研细	
		2. 毛细管的填充效果：填实、高度适当（2～3mm）	
		3. 毛细管在温度计的位置适当	
熔点测定装置的安装	3	1. 安装顺序正确	
		2. 传温液的量适当	
		3. 酒精灯火焰高度、加热的部位正确	
实验现象	2	1. 准确判断初熔和全熔	
		2. 准确记录实验数据	
实验态度	1	1. 遵守实验、实训规章制度、安全守则	
		2. 实验服保持清洁，认真操作，不高声谈笑	
实验习惯	1	1. 台面整洁、仪器摆放有序，爱护仪器、节约试剂	
		2. 操作规范，有条不紊，实验结束，做好收尾工作	
总分			

九、实训报告

1. 绘出装置图

2. 实训记录及数据处理

项目	第一次	第二次	平均值
始熔（℃）			
全熔（℃）			
熔程（℃）			

3. 实训小结

（牛亚慧）

实训六　常压蒸馏和沸点的测定

一、实训目的

（一）知识目标

1. 了解常压蒸馏及沸点的测定原理和应用范围。
2. 能正确地选用和组装蒸馏仪器。
3. 掌握蒸馏操作及沸点测定方法。

（二）能力目标

学会正确组装常压蒸馏装置和样品的沸点的测定。

二、实训内容

1. 常压蒸馏装置的安装。
2. 蒸馏 50%的甲醇水溶液。

三、实训原理

当液态物质受热时，由于分子运动使其从液体表面逃逸出来，形成蒸气压。随着温度升高，液体的饱和蒸气压不断增大，当其饱和蒸气压与大气压（或所给压力）相等，即 $p_{蒸}=p_{外}$时，液体沸腾，此时的温度即为该液体的沸点。

将液体加热至沸腾，使液体气化，然后将蒸气冷凝为液体，收集到另一容器中，这两种过程的联合操作称为蒸馏。在常压（一般为 101.33kPa）下进行的蒸馏为常压蒸馏。蒸馏时从第一滴馏出液滴入接收器开始至该馏分蒸馏完全时的温度范围称为该馏分的沸程。在一定压力下，纯液体有机物具有恒定的沸点，且沸程很小，一般不超过 0.5～1℃。而混合物一般没有恒定的沸点且沸程较大。

通过蒸馏可将易挥发的物质和不易挥发的物质分开，也可以使沸点相差大于 30℃的液体混合物达到较好的分离效果。所以蒸馏可以精制液体物质，也可以测定液体的沸点，还可以鉴别是否为纯液体有机化合物。不能用常压蒸馏的方法分离共沸混合物，因为有些组分以一定比例混合后可组成具有固定沸点的混合物。

四、实 训 用 品

1. 仪器 100mL 圆底烧瓶、蒸馏头、25cm 直形冷凝管、100℃温度计、温度计套管、接引管、250mL 烧杯、50mL 锥形瓶、量筒、长颈漏斗、橡皮管、铁架台、石棉网、沸石、加热套等。

2. 试剂 50%甲醇水溶液。

五、实 训 步 骤

1. 蒸馏仪器的安装 蒸馏仪器的安装原则是从热源开始，参考图 4-6-1，按照自下而上、从左到右顺序连接。依次安装加热装置、圆底烧瓶、蒸馏头、冷凝管、接引管、接收瓶等，最后装入温度计。整套装置要求做到：“正看一个面，侧看一条线”。具体操作如下：

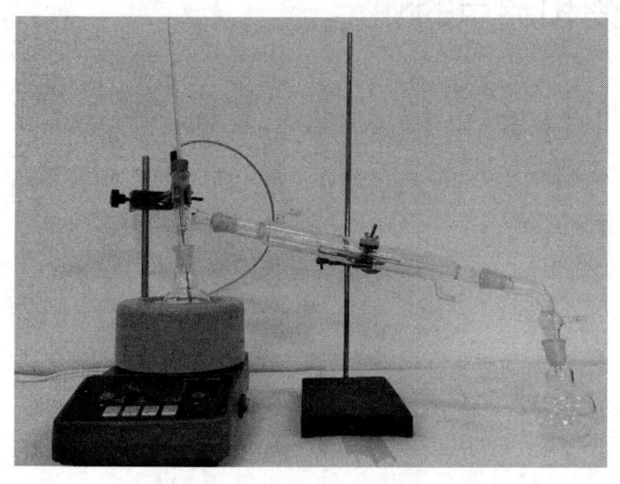

图 4-6-1 常压蒸馏装置

（1）根据热源高度固定铁架台上铁圈的位置。

（2）圆底蒸馏烧瓶瓶底距加热套 1～2mm。将温度计插入蒸馏头中央，并使得水银球的上缘恰好与蒸馏头支管的下缘在同一水平线上。

（3）调整冷凝管的位置和角度，使之与蒸馏头支管同轴，并沿着此轴线方向将冷凝管和蒸馏头紧密连接。

（4）安装接引管和接收瓶，整个装置中的各部分（除接引管与接收瓶之外）都应装配紧密，防止有蒸气漏出而造成产品损失或其他危险。

2. 加料 在蒸馏头上口放一个长颈漏斗，注意长颈漏斗下口处的斜面应超过蒸馏头支管，将待蒸馏的 60mL 的 50%甲醇水溶液通过长颈漏斗小心倒入 100mL 圆底烧瓶中，加入 2～3 粒沸石，塞好带温度计的塞子，注意温度计的位置。最后再一次检查装置是否稳妥与严密。

3. 加热及观察沸点 先打开冷凝水龙头，缓缓通入冷水，然后开始加热。注意冷水自下而上，蒸气自上而下。当液体沸腾，蒸气到达水银球部位时，温度计读数急剧上升，此时应调节热源，让水银球部位液滴和蒸气达到平衡，并使蒸馏速度以每秒蒸出 1～2 滴为宜。此时温度计读数就是馏出液的沸点。

4. 收集馏分 进行蒸馏前至少要准备两个接收瓶。因为在需要的物质蒸出之前，常有沸点较低的物质先蒸出，称为“前馏分”，用一个接收瓶接收前馏分，当前馏分蒸完，温度趋于稳定，蒸出的即为较纯的物质，此时应更换接收瓶，记下开始馏出时和最后一滴时的温度读数，既为该馏分的沸程。收集馏分的沸点范围越窄，则馏分的纯度就越大。

5. 拆除蒸馏装置 若温度计的温度突然改变，此时即应停止蒸馏。

蒸馏完毕，先停止加热，然后停止通冷凝水，再按安装仪器的相反顺序拆除仪器。拆除仪器顺序为先拆除接收瓶、冷凝管，然后再拆热源、蒸馏瓶及其他仪器，并加以清洗。

六、注意事项

1. 蒸馏易挥发易燃物质，不能用明火。
2. 蒸馏瓶内液体体积要适宜，不大于总体积的2/3，不小于总体积的1/3。
3. 控制好加热速度，加热速度过快会导致测定结果偏高，加热速度太慢会导致测定结果偏低。
4. 蒸馏时必须先通冷凝水再加热，蒸馏结束则应先停止加热再停止通入冷凝水。
5. 蒸馏烧瓶内的液体不能蒸干，应留少量，防止带来杂质，引起爆炸。
6. 加热前蒸馏烧瓶中要添加足够量的沸石，如若忘记添加，必须等待温度下降到一定程度才可添加。
7. 蒸馏有毒液体时，应使用真空尾接管，并将毒气引入通风口。

七、实训思考

1. 蒸馏开始时，为什么先通冷凝水，再加热？
2. 用常压蒸馏法测定沸点时，温度计水银球的位置不恰当，对测定结果有什么影响，为什么？

八、实训评价

测试时间：　　年　　月　　日　　　　评价教师：

测试项目	指标分值	测评标准	项目得分
蒸馏装置的安装与拆除	5	1. 温度计的选择和安装位置 2. 冷凝水的进出口 3. 是否加沸石 4. 装置安装 5. 装置拆除	
温度控制与读取	1	1. 温度计的读数 2. 温度控制	
实验态度	2	1. 遵守实验、实训规章制度、安全守则 2. 实验服保持清洁，认真操作，不高声谈笑	
实验习惯	2	1. 台面整洁、仪器摆放有序，爱护仪器、节约试剂 2. 操作规范，有条不紊，实验结束，做好收尾工作	
总分			

九、实训报告

1. 绘出装置图

2. 实训记录

样品名称＼温度（℃）	温度恒定时的读数	温度突然改变时的读数

3. 实训小结

（牛亚慧）

实训七 简单分馏

一、实训目的

（一）知识目标

1. 掌握简单分馏操作。
2. 理解简单分馏的原理。
3. 了解简单分馏的应用和范围。

（二）能力目标

学会简单分馏装置的安装和甲醇水溶液的简单分馏。

二、实训内容

1. 简单分馏装置的安装。
2. 用简单分馏装置分馏体积分数为50%的甲醇水溶液60mL。

三、实训原理

分馏是分离和提纯沸点接近的液体混合物的重要方法。

对沸点相差不大的液体混合物用普通蒸馏法进行分离效果不好，为此采用分馏法可将它们分离。分馏的原理与蒸馏相似，不同之处在于装置中多了一个分馏柱，从而使气化、冷凝的过程由一次变为多次。当沸腾的混合物蒸气进入分馏柱后，沸点较高的组分易被空气冷凝为液体，冷凝液中有较多的高沸点组分，而未被冷凝的蒸气中含有较多的低沸点组分。冷凝液流下与上升的蒸气接触，两者进行热量交换，结果上升的蒸气中所含高沸点组分被流下的较冷的液体所冷凝，而低沸点组分仍呈蒸气上升。与此同时，在流下的冷凝液体中，低沸点组分则被上升的较热蒸气所气化，而高沸点组分仍呈液体。由于液相与气相在分馏柱中反复进行热交换，低沸点组分不断上升，进入冷凝管中，冷凝为液体而馏出，高沸点组分则不断流回到加热的容器中，从而使沸点不同的组分得到分离。

四、实 训 用 品

1. 仪器 加热套、圆底烧瓶（100mL）、刺形分馏柱（15cm）、温度计（100℃）、直形冷凝管（25cm）、接液管、锥形瓶（100mL）、沸石、接收器。

2. 试剂 50%的甲醇水溶液。

五、实 训 步 骤

1. 分馏装置的安装 分馏装置主要由圆底烧瓶、分馏柱、冷凝管及接收器四部分组成（如图 4-7-1）。按图 4-7-1 所示安装分馏装置。整套装置要求做到："正看一个面，侧看一条线"。

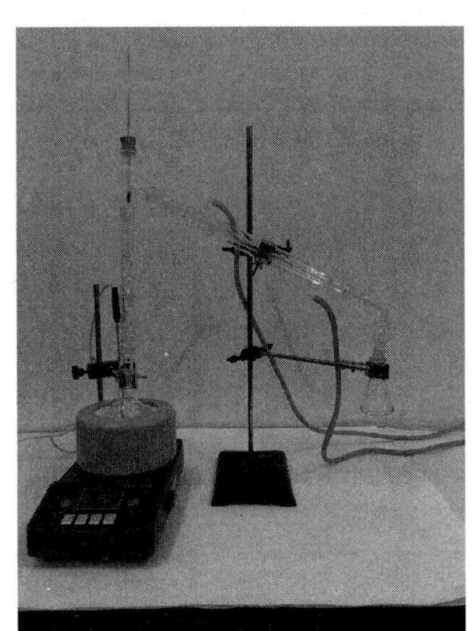

图 4-7-1 简单分馏装置

2. 加料 取体积分数为 50%的甲醇水溶液 60mL，通过长颈漏斗加热圆底烧瓶，后加入 2～3 粒沸石，装上刺形分馏柱，分馏柱上插一温度计，分馏柱的支管与冷凝管连接。

3. 加热 先打开冷凝水龙头，缓缓通入冷水，然后开始加热。注意冷水自下而上，蒸气自上而下。加热圆底烧瓶，可以看到蒸气慢慢升入分馏柱，蒸气到达水银球部位时，温度计读数急剧上升，此时应调节热源，让水银球部位液滴和蒸气达到平衡。蒸馏速度宜缓慢而均匀，控制在每 2～3 秒 1 滴。

4. 收集馏液 准备 2 个接收器，1 个用来收集 64℃以下的低沸点馏分，将这部分弃掉。分馏柱上的温度计所示大约 64℃时，蒸出的是浓度较分馏前高的甲醇。

5. 拆除分馏装置 分馏完毕，先停止加热，然后停止通冷凝水，再按安装仪器的相反顺序拆除仪器，并加以清洗。

六、注 意 事 项

1. 分馏一定要缓慢进行，应控制恒定的蒸馏速度。
2. 要有足够量的液体从分馏柱流回烧瓶，以保证好的分馏效果。

七、实 训 思 考

1. 分馏与蒸馏在原理、装置和操作上有何区别?
2. 分馏柱上端温度计的水银球应在什么位置?
3. 分馏时为何馏出速度不能太快?

八、实 训 评 价

测试时间：　　　年　　月　　日　　　　　　　　　　评价教师：

测试项目	指标分值	测评标准	项目得分
分馏装置的安装与拆除	3	1. 冷凝水的进出正确 2. 是否加沸石 3. 装置安装与拆除顺序正确	

续表

测试项目	指标分值	测评标准	项目得分
温度控制与读取	3	1. 熟练使用加热装置 2. 加热速度的控制良好 3. 温度计安装位置正确、读数方法正确	
实验态度	2	1. 遵守实验、实训规章制度和安全守则 2. 实验过程中认真操作，不大声喧哗	
实验习惯	2	1. 台面整洁、仪器摆放有序，爱护仪器、节约试剂 2. 实验结束，做好收尾工作	
总分			

九、实 训 报 告

1. 绘出简单分馏装置示意图（可附实训装置图片）

2. 实训记录

分馏前样品浓度	馏液沸点	馏液体积

3. 实训小结

（蒋　文）

实训八　水蒸气蒸馏

一、实 训 目 的

（一）知识目标

1. 了解水蒸气蒸馏的意义。
2. 熟悉水蒸气蒸馏的原理、应用和范围。
3. 掌握水蒸气蒸馏装置的安装与操作。

（二）能力目标

1. 会组装水蒸气蒸馏装置。
2. 会用水蒸气蒸馏方法分离混合液。

二、实训内容

1. 水蒸气蒸馏装置的安装。
2. 用水蒸气蒸馏方法，分离松节油和水的混合液体。

三、实训原理

常压蒸馏和简单分馏技术适用于分离完全互溶的液体混合物，而分离完全不互溶物系，水蒸气蒸馏是一种较简单的方法。

水蒸气蒸馏是将水蒸气通入不溶或难溶于水但有一定挥发性的有机物质中，使该有机物在低于 100°C 的温度下，随着水蒸气一起蒸馏出来。水蒸气蒸馏常用于下列几种情况：①在常压蒸馏会发生分解的高沸点有机物质。②混合物中含有大量树脂状杂质或不挥发性杂质，采用蒸馏、萃取等方法都难以分离。③从较多固体反应物中分离出被吸附的液体。因此水蒸气蒸馏是分离提纯液体或固体有机物常用的方法。

当水与其不相混溶的有机化合物共热时，根据道尔顿分压定律，整个体系的蒸气压应为各组分蒸气压之和。即 $p=p_{水}+p_A$，式中 p 为总蒸气压，$p_{水}$为水的蒸气压，p_A 为与水不相混溶有机物或难溶性物质的蒸气压。当 p 等于 101.33kPa 时的温度，即为水与该有机物所组成的混合物的沸点，而这沸点必定低于水和该有机物各自的沸点。所以水蒸气蒸馏能在常压、低于 100°C 的温度下将高沸点的组分与水一起蒸出，除去水分，即得高沸点的有机物。

四、实训用品

1. 仪器　圆底烧瓶、玻璃管（40～50cm）、长颈圆底烧瓶、双孔胶塞（附 120°角蒸气导入管；30°角导出管）、T 形管、弹簧（螺旋）夹、胶管、直形冷凝管、接液管、锥形瓶、分液漏斗、量筒、酒精灯。

2. 试剂　松节油。

五、实训步骤

1. 水蒸气蒸馏装置的安装　水蒸气蒸馏装置如图 4-8-1 所示，主要由水蒸气发生器（圆底烧瓶）、冷凝管、蒸气导管及安全管组成。

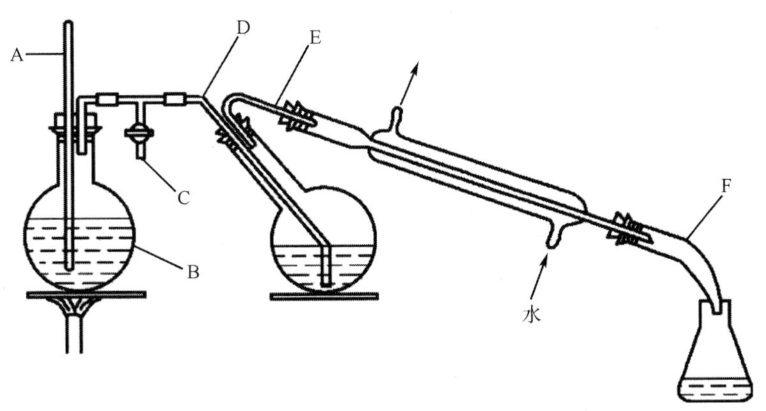

图 4-8-1　水蒸气蒸馏装置

A. 安全管；B. 水蒸气发生器；C. 螺旋夹；D. 蒸气导入管；E. 蒸气导出管；F. 接液管

水蒸气发生器一般用金属制成，也可用短颈（长颈）圆底烧瓶代替。瓶口配一双孔软木塞，一孔插入长 40～50cm，直径约 5mm 的玻璃管作为安全管，另一孔插入内径约 8mm 的水蒸气导出管。

将蒸馏瓶倾斜约 30°放在铁架台上，蒸气导管插入蒸馏瓶的一个侧口，用胶塞固定，导管上口用橡胶管通过 T 形管连接在水蒸气发生器的出口，T 形管接上调节蒸气的调节夹。三口瓶另一侧口安装蒸馏头和空心塞，再连接好冷凝管及接收装置，中间口用磨口塞或胶塞堵严。整个装置要严密，防止蒸气冒出。蒸馏时水蒸气发生器和三口瓶都需加热，安装的高度要合适。水蒸气导入管要小心插至近蒸馏瓶底处，这样才能使水蒸气与待蒸馏液体充分接触。另外蒸气导管和 T 形管与发生器的连接要保持平行，距离越短越好，使蒸气不易冷凝。

2. 加料 在水蒸气发生器中，加入约占容器 3/4 的水，并加入几粒沸石。在蒸馏瓶中加入 10mL 松节油和少量水作为待蒸馏的液体。

3. 加热蒸馏 先打开 T 形管处的螺旋夹，加热水蒸气发生器至水沸腾，当有大量水蒸气产生，从 T 形管支管冲出时，立即旋紧螺旋夹，水蒸气进入蒸馏部分，开始蒸馏。在蒸馏需要中断时或蒸馏完毕后，一定要先打开螺旋夹，与大气相通，然后方可停止加热，否则，蒸馏部分的液体会倒吸到水蒸气发生器中。为防止蒸气进入长颈圆底烧瓶被大量地冷凝，蒸馏瓶需用小火加热，当长颈圆底烧瓶中的液体充分沸腾时将火源去掉。注意观察蒸馏的情况，适当调节火源及调节夹，使蒸馏在平稳的情况下进行。蒸馏接近完成时可用干净的表面皿放入少量清水，再接几滴馏出液，如果没有油状物且溶液澄清透明时可停止加热，打开调节夹，断开气源。

4. 收集馏液 将馏出物转移到分液漏斗中，静置，待完全分层后，再行分离，量出蒸馏物的体积，计算回收率。

5. 拆除分馏装置 蒸馏完毕，先停止加热，然后停止通冷凝水，再按安装仪器的相反顺序拆除仪器，并加以清洗。

六、实 训 思 考

1. 水蒸气发生器中的安全管和 T 形管的作用是什么？
2. 停止水蒸气蒸馏的操作顺序是什么？为什么？

七、实 训 评 价

测试项目	指标分值	测评标准	得分
分馏装置的安装与拆除	5	1. 温度计的选择和安装位置	
		2. 冷凝水的进出口	
		3. 是否加沸石	
		4. 装置安装	
		5. 装置拆除	
操作过程	2	1. T 形管的使用	
		2. 分液漏斗的使用	
实验态度	1	1. 遵守实验、实训规章制度、安全守则	
		2. 实验服保持清洁，认真操作，不高声谈笑	
实验习惯	2	1. 台面整洁、仪器摆放有序，爱护仪器、节约试剂	
		2. 操作规范，有条不紊，实验结束，能做好收尾工作	
总分			

八、实训报告

1. 绘出装置图

2. 实训记录

温度（℃） 样品名称	提取前样品液的外观	提取后样品液的外观

3. 实训小结

（程家蓉）

实训九 滴定分析的基本操作练习

一、实训目的

（一）知识目标

1. 掌握滴定分析的基本操作和终点的判断。
2. 熟悉容量瓶、移液管的使用。

（二）能力目标

学会滴定分析的基本操作。

二、实训内容

1. 滴定管的操作练习。
2. 0.1mol/L NaOH 溶液滴定 0.1mol/L HCl 溶液。
3. 0.1mol/L HCl 溶液滴定 0.1mol/L NaOH 溶液。

三、实训原理

滴定分析法是将一种已知准确浓度的标准溶液滴加到试样溶液中，直到反应完全，根据标准溶液浓度和消耗的体积，求得试样中组分含量的分析方法。为此，要学会滴定管的正确使用。滴定管是滴定时准确测量流出标准溶液体积的玻璃量器，常量分析用的滴定管有 50mL、25mL 等规格，它们的最小分度值为 0.1mL，读数可估计到 0.01mL。根据控制溶液流速的装置不同，滴定管可分为酸式滴定管和碱式滴定管。酸式滴定管的下端有玻璃活塞，可装入酸性或氧化性滴定液，不能装入碱性滴定液，因为碱性滴定液可使活塞与活塞套黏合，难以转动。碱式滴定管可装入碱性溶液，其下端连接一橡皮管，橡皮管内放有玻璃珠以控制溶液流出，橡皮管下端再接有一尖嘴玻璃管。凡是能与橡皮管起反应的溶液，如高锰酸钾、碘等溶液，都不能装入碱式滴定管中。

1. 酸式滴定管的准备

（1）滴定管的选择　在选择滴定管时，要根据实验的需要选择合适的型号和材料，一般来说，滴定管的型号应大于实验需要的最大滴定量。

（2）洗涤　若无明显污垢，可用自来水充分洗净。若有明显污垢，可用铬酸溶液洗涤。关闭活塞，加入 5～10mL 洗液，边转动边将滴定管放平，并将滴定管口对着洗液瓶口，以防止洗液洒出。洗净后将一部分洗液从管口放回原瓶，最后打开活塞，将剩余洗液放回原瓶，必要时可加满洗液浸泡一段时间。

用洗液润洗后，必须用自来水充分洗净，并将外壁擦干，以便观察内壁是否挂有水珠，若挂水珠说明未洗干净，必须重新洗涤。

（3）涂油　取下活塞上的橡皮圈，取下活塞，用吸水纸将活塞和活塞套擦干，将滴定管放平，以防止管内的水再次进入活塞套。用手指蘸少量凡士林在活塞的两头涂上薄薄一层。在活塞孔附近应少涂凡士林，以免堵住旋塞孔。把活塞插入活塞套内，按紧并朝一个方向转动活塞，观察活塞与活塞套槽接触的地方是否都呈透明状态，转动是否灵活。套上橡皮圈，以防活塞脱落打碎。

（4）检漏　用自来水充满滴定管，夹在滴定管夹上直立 2 分钟，仔细观察有无水滴滴下或从缝隙渗出。然后将活塞转动 180°，再如前法检查。如有漏水现象，必须重新涂油。

（5）涂油合格后，用蒸馏水洗滴定管 3 次，每次用量分别为 10～15mL。洗时，双手持滴定管两端无刻度处，边转动边倾斜，使水布满全管并轻轻振荡，然后直立，打开活塞，将水放掉，同时冲洗出口管。

2. 碱式滴定管的准备

（1）检查　检查乳胶管和玻璃球是否完好，若乳胶管已经老化，或者玻璃球过大（不宜操作）或过小（漏液），应予更换。

（2）洗涤　需要用铬酸洗液洗涤时，可除去乳胶管，用旧橡皮乳头套在下端管口上进行洗涤，在用自来水洗涤或用蒸馏水洗涤碱式滴定管时，捏乳胶管时应不断改变方位，使玻璃球的四周都洗到。

3. 滴定液的装入

（1）用滴定液将滴定管润洗 3 次（洗涤方法与蒸馏水洗涤滴定管相同）。

（2）将滴定液直接倒入滴定管中。

（3）赶气泡

1）酸式滴定管排气泡的方法：右手拿着滴定管上部，使滴定管倾斜 30°，左手迅速打开活塞，使溶液冲出，从而带走气泡。

2）碱式滴定管排气泡的方法：左手拇指和示指捏住玻璃珠中间偏上部位，并将乳胶管向上弯曲，出口管斜向上，同时向一旁挤压玻璃珠，使溶液从管口喷出，随之将气泡带走，再一边捏乳胶管一边将其放直。当乳胶管放直后再松开拇指和示指，否则出口管仍有气泡。最后将滴定管外壁擦干。

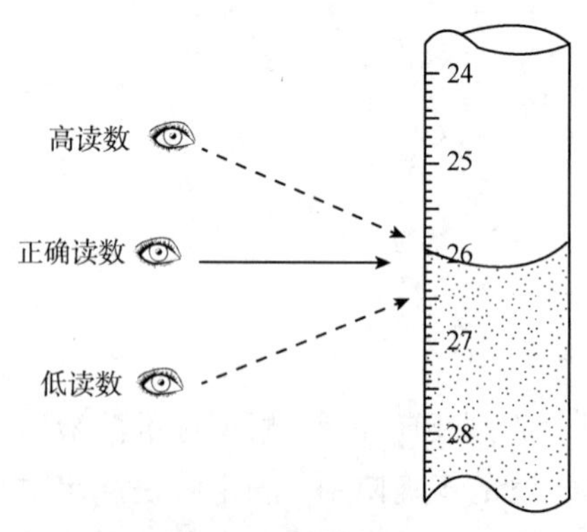

图 4-9-1　滴定管的读数

4. 滴定管读数　手拿滴定管上部无刻度处，使滴定管保持垂直。无色或浅色溶液，读凹液面下缘最低点的数值，且眼睛与此最低点在同一水平上（图 4-9-1）。若溶液颜色太深（如高锰酸钾溶液、碘液等），可读液面两侧最高点。常量滴定管读数必须读出小数点后第二位。

5. 滴定管的操作方法

（1）酸式滴定管（图 4-9-2）　环指和小指向手心方向半弯曲，轻轻贴在尖嘴左侧。拇指在活塞柄靠近操作者一侧，示指和中指在活塞柄的另一侧，在转动活塞的同时，中指和示指应稍微弯曲，轻轻往手心方向用力，防止活塞松脱，造成漏液。

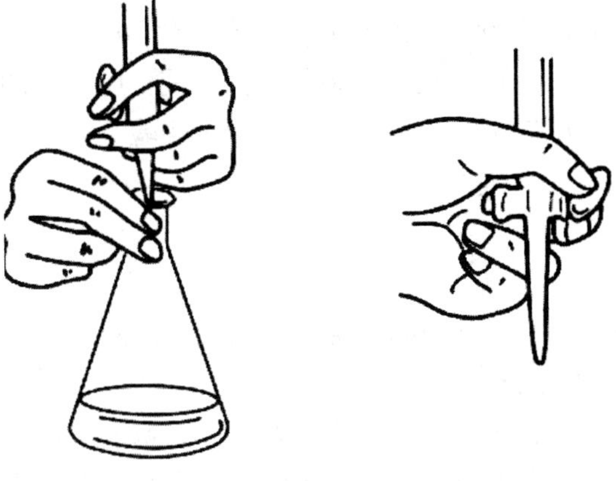

图 4-9-2　酸式滴定管的使用

（2）碱式滴定管　左手环指及小指夹住末端玻璃尖管，拇指与示指向一侧捏乳胶管，使溶液在玻璃球旁空隙处流出。不要用力捏玻璃珠，也不能使玻璃珠上下移动，尤其不要捏住玻璃珠下部的乳胶管，因为这样操作会在停止滴定、松开手时进气泡，造成体积测量错误。

（3）滴液方法　无论使用哪种滴定管，都必须掌握下面三种加液方法：①逐滴连续滴加；②只加一滴；③只加半滴：使液滴悬而未落，用瓶内壁粘下，用蒸馏水冲下然后摇匀，即加入半滴。

（4）滴定操作注意事项　滴定前应观察滴定管尖端是否悬挂液滴，若有，应用锥形瓶外壁粘下；滴定时，一般用左手握滴定管，右手前三指拿住锥形瓶瓶颈，使瓶底距离滴定台 1～3cm，调节滴定管的高度，使滴定管的下端深入锥形瓶口约 1cm；左手按上述方法滴加溶液，右手用腕部力量摇动锥形瓶，边滴加边摇动，摇动时使溶液向同一方向做圆周运动，眼睛注意溶液落点周围颜色的变化，开始时，滴定速度可稍微快些，但不能成“水线”。接近终点时，应改为加 1 滴、摇几下。最后，每加半滴，即摇动锥形瓶。直至溶液出现明显的颜色变化。

注：近年来，由于聚四氟乙烯活塞的使用，新型的通用型滴定管克服了普通酸碱滴定管的缺点，使滴定管做到酸碱通用，因此其使用更为广泛。通用型滴定管的洗涤和使用可参见酸式滴定管，主要区别在于使用前无须涂油，滴定过程中，通过旋转滚轮以控制液滴的流出频率。

四、实训用品

1. 仪器　碱式滴定管（25mL）、酸式滴定管（25mL）、锥形瓶（250mL）、移液管（20mL）、洗耳球等。

2. 试剂　0.1mol/L HCl 溶液、0.1mol/L NaOH 溶液、酚酞指示剂、甲基橙指示剂等。

五、实训步骤

1. 0.1mol/L NaOH 溶液滴定 0.1mol/L HCl 溶液　取干净的碱式滴定管一支，用少量 0.1mol/L NaOH 溶液润洗 3 次，装入 NaOH 溶液，排除气泡，调整液面至 0.00mL 或“0.00”以下某刻度，并记录初读数。

取洁净的 20mL 移液管 1 支，用少量 0.1mol/L HCl 溶液润洗 3 次，准确移取 20.00mL HCl 溶液置于 250mL 锥形瓶中，加蒸馏水 20mL，酚酞指示剂 2 滴，用 0.1mol/L NaOH 溶液滴定，直至溶液呈微红色且 30 秒内不褪色为终点，记下所消耗的 NaOH 溶液的体积。平行滴定 3 次，每次消耗的 NaOH 溶液体积相差不得超过 0.04mL。记录实验结果。

2. 0.1mol/L HCl 溶液滴定 0.1mol/L NaOH 溶液　取干净的酸式滴定管 1 支，用少量 0.1mol/L HCl 溶液润洗 3 次，装入 HCl 溶液，排除气泡，调整液面至 0.00mL 或“0.00”以下某刻度，并记录初读数。

取洁净的 20mL 移液管 1 支，用少量 0.1mol/L NaOH 溶液润洗 3 次，准确移取 20.00mL NaOH 溶液置于 250mL 锥形瓶中，加蒸馏水 20mL，甲基橙指示剂 2 滴，用 0.1mol/L HCl 溶液滴定，直至溶液显橙色且 30 秒内不褪色为终点，记下所消耗的 HCl 溶液的体积。平行滴定 3 次，每次消耗的 HCl 溶液体积相差不得超过 0.04mL。记录实验结果。

六、实 训 思 考

1. 洗净的滴定管为什么在装溶液之前要用欲装的溶液润洗几次？滴定中使用的锥形瓶是否也要用待装液润洗？

2. 在滴定开始前，为什么必须赶走滴定管下端尖管存在的气泡？

3. 为什么每次滴定前都要将酸碱溶液装至滴定管“0”刻度或“0”以下附近刻度？

七、实 训 评 价

测试时间：　　　　年　　月　　日　　　　　　　　　　　　　　　　评价教师：

测试项目	指标分值	测评标准	得分
酸式滴定管的操作练习	2	1. 能正确使用酸式滴定管 2. 熟悉滴定操作	
碱式滴定管的操作练习	2	1. 能正确使用碱式滴定管 2. 熟悉滴定操作	
实验现象	2	1. 准确判断滴定终点 2. 准确记录实验数据	
实验态度	2	1. 遵守实验、实训规章制度、安全守则 2. 实验服保持清洁，认真操作，不高声谈笑	
实验习惯	2	1. 台面整洁、仪器摆放有序，爱护仪器、节约试剂 2. 操作规范，有条不紊，实训报告书写标准	
总分			

说明：完全达到 2 分；基本达到 1.5 分；部分达到 1 分；少量达到 0.5 分。

八、实 训 报 告

1. 实训记录

（1）0.1mol/L NaOH 溶液滴定 0.1mol/L HCl 溶液

测定次数	1	2	3
HCl 溶液体积（mL）			
滴定管初读数（mL）			
滴定管终读数（mL）			
NaOH 溶液消耗体积（mL）			
NaOH 溶液消耗平均值（mL）			

（2）0.1mol/L HCl 溶液滴定 0.1mol/L NaOH 溶液

测定次数	1	2	3
NaOH 溶液体积（mL）			
滴定管初读数（mL）			
滴定管终读数（mL）			
HCl 溶液消耗体积（mL）			
HCl 溶液消耗平均值（mL）			

2. 实训小结

（张稳稳）

第5章 综合性实验

实训一　氧化还原反应

一、实训目的

（一）知识目标

1. 掌握利用电极电势判断氧化剂、还原剂强弱的方法。
2. 理解利用电极电势判断氧化还原反应方向的原理。
3. 了解影响氧化还原反应方向的因素。

（二）能力目标

能够正确设计出验证氧化剂、还原剂强弱的方案。

二、实训内容

1. 验证氧化还原反应与电极电势的关系。
2. 验证酸度对氧化还原反应方向的影响。
3. 利用电对的电极电势设计氧化还原反应实验。

三、实训原理

氧化还原反应是一类涉及电子得失或者共用电子对偏移的反应。为了更好地描述氧化还原反应的界定，提出了氧化数的概念，氧化数是指化合物或单质中元素一个原子的荷电数，是一种形式电荷数，可以为整数、分数或小数。反应前后元素氧化数降低的过程称为还原，为氧化剂；元素氧化数升高的过程称为氧化，为还原剂。

在氧化还原反应中，氧化剂与其还原产物，还原剂与其氧化产物称为氧化还原电对。处于高氧化态的物质称为该元素的氧化型，处于低氧化态的物质称为该元素的还原型。利用电对的电极电势可以判断氧化剂、还原剂的强弱及氧化还原反应进行的方向，电极电势越大，该电对氧化型的得电子能力就越强，其氧化型是较强的氧化剂；反之，电极电势越小，该电对还原型的给电子能力就越强，其还原型是较强的还原剂。氧化剂电对（得电子，正极反应）的标准电极电势大于还原剂电对（失电子，负极反应）的标准电极电势，该氧化还原反应就可以正向自发进行。

与本实验有关的氧化还原反应式如

$$Fe + CuSO_4 = Cu + FeSO_4$$

$$2KI + NaClO + H_2SO_4 = I_2 + NaCl + K_2SO_4 + H_2O$$

$$2KI + H_2O_2 + H_2SO_4 = I_2 + K_2SO_4 + 2H_2O$$

$$2SnCl_2 + 4Fe(NO_3)_3 = SnCl_4 + 4Fe(NO_3)_2 + Sn(NO_3)_4$$

$$2KMnO_4 + 3H_2SO_4 + 5H_2O_2 = 2MnSO_4 + K_2SO_4 + 5O_2\uparrow + 8H_2O$$
$$K_2Cr_2O_7 + 3Na_2SO_3 + 4H_2SO_4 = Cr_2(SO_4)_3 + K_2SO_4 + 3Na_2SO_4 + 4H_2O$$
$$2KI + Na_3AsO_4 + 2H_2SO_4 = I_2 + NaAsO_2 + K_2SO_4 + Na_2SO_4 + 2H_2O$$

本实验中涉及的氧化还原电对标准电极电势如下：

$\varphi^\ominus AsO_4^{3-} / AsO_2^- = -0.71V$　　$\varphi^\ominus ClO^- / Cl^- = 0.81V$　　$\varphi^\ominus I_2/I^- = 0.5355V$

$\varphi^\ominus Cr_2O_7^{2-} / Cr^{3+} = 1.36V$　　$\varphi^\ominus Cu^{2+} / Cu = 0.3419V$　　$\varphi^\ominus Fe^{2+} / Fe = -0.447V$

$\varphi^\ominus Fe^{3+} / Fe^{2+} = 0.771V$　　$\varphi^\ominus H_2O_2/H_2O = 1.776V$　　$\varphi^\ominus O_2/H_2O_2 = 0.695V$

$\varphi^\ominus MnO_4^- / Mn^{2+} = 1.507V$　　$\varphi^\ominus SO_4^{2-} / SO_3^{2-} = -0.93V$　　$\varphi^\ominus Sn^{4+}/Sn^{2+} = 0.151V$

四、实 训 用 品

1. 仪器　试管溶液胶头滴管。

2. 试剂　0.1mol/L $CuSO_4$溶液、0.1mol/L KI 溶液、0.1mol/L $Fe(NO_3)_3$溶液、0.1mol/L NH_4SCN溶液、0.1mol/L $K_2Cr_2O_7$溶液、0.1mol/L NaClO 溶液、0.1mol/L Na_2SO_3溶液、0.1mol/L Na_3AsO_4溶液、3mol/L H_2SO_4溶液、6mol/L NaOH 溶液、0.5mol/L $SnCl_2$溶液、0.01mol/L $KMnO_4$溶液、0.5mol/L Na_2SO_3溶液、0.2%淀粉溶液、5% H_2O_2溶液、铁钉。

五、实 训 步 骤

1. 验证氧化还原反应与电极电势的关系

（1）取 0.1mol/L $CuSO_4$溶液 20 滴于试管中，然后加入一根无锈的铁钉，振摇数分钟，静止后，观察溶液颜色的变化。

（2）取 0.1mol/L KI 溶液 5 滴于试管中，加入 3mol/L H_2SO_4溶液 10 滴，再加入 0.1mol/L NaClO 溶液 5 滴，最后再滴加 2 滴 0.2%淀粉溶液，观察现象。

（3）取 0.1mol/L KI 溶液 5 滴于试管中，加入 0.2%淀粉溶液 2 滴，再加入 3mol/L H_2SO_4溶液 5 滴，最后慢慢滴加 5% H_2O_2溶液，观察现象。

（4）取 0.1mol/L $Fe(NO_3)_3$溶液 5 滴和 0.1mol/L NH_4SCN 溶液 1 滴于试管中，然后慢慢滴加 0.5mol/L $SnCl_2$溶液直到颜色消失为止。

（5）取 0.01mol/L $KMnO_4$溶液 3 滴和 3mol/L H_2SO_4溶液 5 滴于试管中，然后慢慢滴加 5% H_2O_2溶液，观察现象。

（6）取 0.1mol/L $K_2Cr_2O_7$溶液 3 滴和 3mol/L H_2SO_4溶液 5 滴于试管中，然后慢慢滴加 0.5mol/L Na_2SO_3溶液，观察溶液颜色的变化。

2. 验证酸度对氧化还原反应方向的影响　取 0.1mol/L KI 溶液 10 滴和 0.2%淀粉溶液 2 滴于试管中，加入 0.1mol/L Na_3AsO_4溶液 10 滴后再慢慢滴加 3mol/L H_2SO_4溶液，并振摇试管直到溶液显色，然后再滴加 6mol/L NaOH 溶液，观察现象。

3. 利用电对的电极电势设计氧化还原反应实验　利用本实验提供的 $KMnO_4$、$K_2Cr_2O_7$、H_2O_2、$SnCl_2$、Na_2SO_3、H_2SO_4、NaOH，设计 4 个与本实验不同但能发生的氧化还原反应，写出实验步骤、现象及反应式。

六、实 训 思 考

1. 电极反应中离子浓度变化有多少种方式影响电极电势？

2. 电极电势与氧化还原反应的方向有何关系？

七、实 训 评 价

测试时间：　　　　年　　月　　日　　　　　　　　　　　　　　　　　　　评价教师：

测试项目	指标分值	测评标准	项目得分
实验现象	7	1. 铁钉表面是否出现颜色变化（出现金黄色）	
		2. KI 与 NaClO 的淀粉溶液颜色变化（出现蓝色）	
		3. KI 与 H_2O_2 的淀粉溶液颜色变化（出现蓝色）	
		4. Fe（NO_3）$_3$ 与 NH_4SCN，加 $SnCl_2$ 后颜色变化（先出现血红色然后颜色褪去）	
		5. $KMnO_4$ 与 H_2O_2 反应现象（溶液紫色褪去，并有气泡产生）	
		6. $K_2Cr_2O_7$ 与 Na_2SO_3 反应现象（溶液橙色褪去转变为绿色）	
		7. KI 与 Na_3AsO_4 淀粉溶液反应现象（溶液由无色变为蓝色再变为无色）	
实验方案	1	1. 设计方案是否正确	
		2. 实验现象是否明显	
实验态度	1	1. 遵守实验、实训规章制度、安全守则	
		2. 实验服保持清洁，认真操作，不高声谈笑	
实验习惯	2	1. 操作规范，爱护仪器、节约试剂	
		2. 实验结束时，台面整洁、仪器摆放有序	
总分			

八、实 训 报 告

1. 实训记录

	实训项目	现象	解释或结论
氧化还原反应与电极电势	0.1mol/L $CuSO_4$+Fe		
	0.1mol/L KI + 3mol/L H_2SO_4+0.1mol/L NaClO+0.2%淀粉		
	0.1mol/L KI+0.2%淀粉+3mol/L H_2SO_4 慢慢滴加 5% H_2O_2 溶液		
	0.1mol/L Fe（NO_3）$_3$+0.1mol/L NH_4SCN 慢慢滴加 0.5mol/L $SnCl_2$ 溶液		
	0.01mol/L $KMnO_4$ 溶液+3mol/L H_2SO_4 溶液慢慢滴加 5% H_2O_2 溶液		
	0.1mol/L $K_2Cr_2O_7$ 溶液+3mol/L H_2SO_4 溶液慢慢滴加 0.5mol/L Na_2SO_3 溶液		
影响因素	0.1mol/L KI 溶液+0.2%淀粉溶液+0.1mol/L Na_3AsO_4 溶液，慢慢滴加 3mol/L H_2SO_4 溶液后再滴加 6mol/L NaOH 溶液		

2. 方案设计及实施（化学反应方程式及实验现象）

3. 实训小结

（秦　渝）

实训二　醇和酚的性质与鉴别

一、实 训 目 的

（一）知识目标

1. 掌握醇、酚的鉴别方法，验证醇、酚的主要化学性质。
2. 理解结构对醇、酚化学性质的影响。
3. 了解苯酚、钠等化学试剂取用的注意事项。

（二）能力目标

学会试剂取用、加热等基本实验操作。

二、实 训 内 容

1. 验证醇、酚的主要化学性质。
2. 醇、酚类化合物的化学鉴别方法。

三、实 训 原 理

醇和酚分子中具有相同的官能团——羟基，其性质主要体现在羟基上。但由于醇和酚分子中官能团所连接的烃基结构不同，它们的化学性质也有很大差别。

1. 醇的性质与鉴定

（1）与金属钠作用　醇羟基中的 O—H 键是极性键，因此醇与水类似，可与活泼的金属作用，生成醇钠，同时放出氢气。

$$\mathrm{ROH + Na \longrightarrow RONa + 1/2H_2\uparrow}$$

醇钠遇水迅速水解成醇和氢氧化钠，滴入酚酞试液后，溶液显红色。

（2）与卢卡斯试剂作用　醇分子中的羟基可被卤素原子取代，生成卤代烃。

$$\mathrm{ROH + HX \rightleftharpoons RX + H_2O} \qquad \mathrm{X=Cl, Br, I}$$

当醇与卢卡斯试剂（浓盐酸和无水氯化锌配制成的溶液）反应时，与羟基相连的烃基结构不同，反应活性也不相同。叔醇立即反应，仲醇反应缓慢，而伯醇常温下不发生反应。含六个碳原子以下的低级醇可溶于卢卡斯试剂，而反应后生成的氯代烃不溶，因而会出现浑浊或分层现象。其反应式为

$$\mathrm{R{-}\underset{R''}{\overset{R'}{C}}{-}OH + HCl \xrightarrow[\text{室温}]{ZnCl_2} R{-}\underset{R''}{\overset{R'}{C}}{-}Cl + H_2O}$$

立即浑浊

$$\mathrm{R{-}\underset{H}{\overset{R'}{C}}{-}OH + HCl \xrightarrow[\text{室温}]{ZnCl_2} R{-}\underset{H}{\overset{R'}{C}}{-}Cl + H_2O}$$

5～10分钟浑浊

$$\mathrm{R{-}CH_2{-}OH + HCl \xrightarrow[\text{室温}]{ZnCl_2}} \text{数小时不出现浑浊}$$

因此可以根据出现浑浊现象的快慢，用卢卡斯试剂来鉴别含有6个碳原子以下的一元伯、仲、叔醇。

（3）与氧化剂作用　醇分子中由于羟基的影响，使得 α-H 原子比较活泼。伯醇和仲醇由于有 α-H 原子存在，很容易被氧化；而叔醇没有 α-H 原子，在同样条件下则不被氧化。例如，用重铬酸钾的硫酸溶液与伯、仲、叔三类醇作用时，伯醇被氧化为羧酸；仲醇被氧化成酮；橘红色的重铬酸钾被还原成绿色的 Cr^{3+}，溶液由橘红色转变为绿色，叔醇因不被氧化，溶液的颜色不变。可利用这一性质区分伯醇与叔醇、仲醇与叔醇。

$$RCH_2OH + \underset{(橘红色)}{Cr_2O_7^{2-}} + 10H^+ \longrightarrow RCOOH + \underset{(绿色)}{2Cr^{3+}} + 6H_2O$$

$$R_2CHOH + \underset{(橘红色)}{Cr_2O_7^{2-}} + 12H^+ \longrightarrow R_2C{=}O + \underset{(绿色)}{2Cr^{3+}} + 7H_2O$$

$$R_3C{-}OH + \underset{(橘红色)}{Cr_2O_7^{2-}} + H^+ \longrightarrow$$

2. 酚的性质与鉴定

（1）弱酸性　类似醇类，酚分子中的羟基可以解离出 H^+，显示出弱酸性。

苯酚的酸性比碳酸弱，因此苯酚可以与 NaOH 和碳酸钠反应，但不与 $NaHCO_3$ 反应。将苯酚钠与碳酸或盐酸反应，可以析出苯酚，用这种方法可以分离提纯苯酚。

$$C_6H_5OH + NaOH \longrightarrow C_6H_5ONa \begin{cases} \xrightarrow{CO_2 + H_2O} C_6H_5OH + NaHCO_3 \\ \xrightarrow{HCl} C_6H_5OH + NaCl \end{cases}$$

$$C_6H_5OH + Na_2CO_3 \longrightarrow C_6H_5ONa + NaHCO_3$$

$$C_6H_5OH + NaHCO_3 \not\longrightarrow$$

利用醇、酚与 NaOH 反应情况的不同，可鉴别、分离酚和醇。

（2）与溴水作用　苯酚与溴水在常温下可立即反应生成 2, 4, 6-三溴苯酚白色沉淀。该反应很灵敏，很稀的苯酚溶液就能与溴水生成沉淀，故此反应可用于苯酚的鉴别和定量测定。

$$C_6H_5OH + 3\,Br_2(H_2O) \longrightarrow \underset{(白色)}{2,4,6\text{-}Br_3C_6H_2OH}\downarrow + 3\,HBr + 3H_2O$$

（3）与 $FeCl_3$ 溶液作用　酚类可以与 $FeCl_3$ 溶液反应显色，可用于鉴别酚类。

（4）酚的氧化　酚类很容易被氧化，无色的苯酚在空气中能逐渐被氧化而显粉红色、红色或暗红色，产物很复杂。多元酚更易被氧化，甚至在室温也能被弱氧化剂所氧化。由于酚类容易被氧化，所以在保存酚及含有酚羟基的药物时，应避免与空气接触，必要时须加抗氧化剂。

四、实训用品

1. 仪器　试管、试管架、试管夹、玻璃棒、量筒、烧杯、洗瓶、酒精灯、胶头滴管、水浴锅、试管干燥器。

2. 试剂 无水乙醇、正丁醇、仲丁醇、叔丁醇、乙二醇、丙三醇、酚酞试剂、卢卡斯（Lucas）试剂、苯酚、金属钠、3mol/L H_2SO_4溶液、5% $K_2Cr_2O_7$溶液、5% NaOH 溶液、5% $NaHCO_3$溶液、1.5mol/L HCl 溶液、1%苯酚溶液、1%邻苯二酚溶液、1%苯甲醇溶液、1% $FeCl_3$溶液、饱和溴水、5% $KMnO_4$溶液、pH 试纸。

五、实 训 步 骤

1. 醇的性质与鉴定

（1）醇钠的生成和水解　取干燥试管 1 支，加入一粒绿豆大小且表面新鲜的金属钠，再加入无水乙醇 10 滴，观察是否有气体放出。

待试管中钠粒完全消失后，加 2mL 蒸馏水于试管中，再滴加 1 滴酚酞试剂，观察溶液颜色变化。

记录上述实验现象，并解释之。

（2）醇与卢卡斯（Lucas）试剂作用　取 3 支干燥试管，分别加入正丁醇，仲丁醇和叔丁醇各 3 滴，然后各加入 10 滴卢卡斯试剂，振荡，观察发生的现象。若观察不到浑浊现象，则将试管置于 50～60℃的水浴中加热 5～10 分钟，振荡后再观察。

（3）醇与重铬酸钾的作用　取试管 4 支，分别加入正丁醇、仲丁醇、叔丁醇和蒸馏水各 5 滴。然后在以上 4 支试管中加入 3mol/L H_2SO_4溶液、5% $K_2Cr_2O_7$溶液 2～3 滴，振摇，观察和解释变化。

2. 酚的性质与鉴定

（1）弱酸性　取 3 支试管，各加入 0.3g 苯酚，然后分别加入 2mL 蒸馏水、2mL 5% NaOH 溶液、2mL 5% $NaHCO_3$溶液，振荡并观察其溶解情况。如苯酚能完全溶解，则在其中加入少许 1.5mol/L HCl 溶液，观察现象。用玻璃棒蘸 1 滴苯酚水溶液于 pH 试纸上，测定其 pH。

（2）与溴水作用　在 1 支试管加入 2mL 1%苯酚，另一支试管中加入 2mL 蒸馏水，然后在两支试管中逐滴加入饱和溴水，振摇，观察并记录反应现象。

（3）与 $FeCl_3$溶液的作用　在 3 支试管中分别加入 1%苯酚、1%邻苯二酚、1%苯甲醇各 1mL，再各加入 1% $FeCl_3$溶液 1～2 滴，振摇，观察和记录各试管中所显示的颜色。

（4）酚的氧化　在试管中加入 5% NaOH 溶液 5 滴、5% $KMnO_4$溶液 1～2 滴，再加入 1%苯酚溶液 2～3 滴，振摇，观察并解释现象。

六、注 意 事 项

1. 不得直接用手接触金属钠。钠与水反应剧烈，试管中如有未反应完的残余钠，继续加入无水乙醇直到残余钠反应完全，绝不能加水。

2. 苯酚有毒并有腐蚀性。如不慎沾及皮肤，应先用水冲洗，再用酒精擦洗，直到灼伤部位白色消失，再涂上甘油。

3. 酚类三氯化铁实验中，如果颜色深黑无法分辨，可加水稀释。

七、实 训 思 考

1. 为什么卢卡斯实验中水浴加热不宜使用沸水浴？

2. 醇和酚都含有羟基，为什么具有不同的化学性质？

八、实 训 评 价

测试时间：　　　　　年　　　月　　　日　　　　　　　　　　　　　　　　　　　　　评价教师：

测试项目	指标分值	测评标准	项目得分
液体试剂的取用	2	能正确使用胶头滴管	
pH 试纸的使用	2	能正确使用 pH 试纸	
实验完成质量	2	各步反应的完成情况、现象描述的准确性	
实验态度	1	1. 遵守实验、实训规章制度、安全守则 2. 实验服保持清洁，认真操作，不高声谈笑	
实验习惯	3	1. 台面整洁、仪器摆放有序，爱护仪器、节约试剂 2. 操作规范，有条不紊 3. 实验结束，做好收尾工作	
总分			

九、实 训 报 告

1. 实训记录

实训项目	现象	解释或结论
醇钠的生成和水解		
卢卡斯实验		
醇的氧化反应		
酚的溶解性和弱酸性		
苯酚与溴水反应		
酚类与 $FeCl_3$ 溶液的显色反应		
酚的氧化		

2. 实训小结

（季卫刚）

实训三　醛和酮性质的验证与鉴别

一、实 训 目 的

（一）知识目标

1. 掌握验证醛酮类化合物性质的方法，以及鉴别醛酮类化合物的常用方法。
2. 理解验证和鉴别醛酮类化合物的原理，巩固醛酮类化合物的物理化学性质。
3. 了解常见醛酮类化合物的状态、用途及危害。

（二）能力目标

1. 学会正确选择验证醛酮类化合物性质及鉴别醛酮类化合物的试剂。

2. 学会验证醛酮类化合物性质及鉴别醛酮类化合物的正确基本操作。
3. 学会仔细观察实验现象，能正确分析实验现象发生的化学反应本质。
4. 养成及时、准确记录实验现象的习惯。

二、实训内容

1. 验证醛和酮的主要化学性质。
2. 醛和酮的鉴别。

三、实训原理

1. 加成反应 醛酮的羰基与碳碳双键类似，是由一个 σ 键和一个 π 键组成，因此也能发生加成反应。例如，醛和酮可以与氨及氨的衍生物（如羟胺、肼、2, 4-二硝基苯肼等）发生亲核加成反应，并进一步脱水形成含有碳氮双键结构的化合物。其反应过程可用通式表示如下（H_2N—G 代表氨的衍生物）。

$$\underset{(R')H}{\overset{R}{\rangle}}C{=}O + H_2N{-}G \longrightarrow \left[\begin{array}{c} R \quad OH \\ \;\times \\ (R')H \quad NH{-}G \end{array}\right] \xrightarrow{-H_2O} \underset{(R')H}{\overset{R}{\rangle}}C{=}N{-}G$$

该类缩合产物都有特定的熔点和晶型，尤其是 2, 4-二硝基苯肼，它几乎能与所有的醛和酮迅速发生反应，生成橙黄或橙红色的晶体，因此常用于鉴别醛酮。

2. 碘仿反应 醛酮分子中 α-C 原子上的氢原子，因受羰基的影响而变得活泼，称为 α-活泼氢（α-H），具有 α-H 的醛和酮可发生一系列反应，如卤代反应。

在酸或碱的催化下，卤素（Cl_2、Br_2、I_2）与醛酮分子中的 α-H 可迅速反应，生成 α-卤代醛酮，如果控制卤素的用量，可停止在一元或二元阶段。利用这个反应可以制备各种卤代醛酮。

如果醛或酮的 α-C 原子上有三个氢原子时（如乙醛和甲基酮），在碱催化下，卤代反应生成三卤代物，三卤代物在碱性溶液中不稳定，立即分解成三卤甲烷（卤仿）和羧酸盐，称为卤仿反应。常用的卤素是碘，反应产物则为碘仿，其反应就称为碘仿反应。碘仿是不溶于水的黄色固体，并有特殊气味，易于观察。因此常用碘和氢氧化钠溶液来鉴别乙醛或甲基酮。

碘仿反应过程可表示为

$$H_3C-\overset{O}{\overset{\|}{C}}-R(H) \xrightarrow{I_2/NaOH} I_3C-\overset{O}{\overset{\|}{C}}-R(H) \xrightarrow{NaOH} CHI_3\downarrow + (H)R-COO^-$$

实验表明：具有 $CH_3CH(OH)$—R(H)结构的醇可以被次碘酸钠氧化成乙醛或甲基酮类化合物，发生碘仿反应。

3. 氧化反应 在醛分子中，醛基上氢原子由于受羰基的影响变得比较活泼，能被弱氧化剂（如托伦试剂和斐林试剂）所氧化。

（1）与托伦试剂作用 托伦试剂是一种弱碱性无色的银氨配合物溶液，溶液中配位平衡解离出的少量 Ag^+具有弱氧化性，当托伦试剂与醛共热时，醛被氧化为羧酸，而 Ag^+被还原为金属银，其反应式表示为

$$(Ar)RCHO + 2[Ag(NH_3)_2]^+ + 2OH^- \xrightarrow{\triangle} (Ar)RCOONH_4 + 2Ag\downarrow + H_2O + 3NH_3$$

析出的银附着在洁净试管内壁上，形成光亮的银镜，因此该反应也称为银镜反应。酮不能被托伦试剂氧化，可利用这一反应区别醛和酮。

（2）与斐林试剂作用 斐林试剂由斐林试剂 A 液（0.2mol/L 硫酸铜）、斐林试剂 B 液（0.8mol/L 酒

石酸钾钠的氢氧化钠溶液）两部分组成，这两种溶液单独存在时稳定，混合后形成铜（Ⅱ）的酒石酸盐配合物，在碱性条件下配合物不稳定，解离出的 Cu^{2+}在碱性条件下形成氢氧化铜，铜（Ⅱ）的酒石酸盐配离子和新形成的氢氧化铜解离出的少量 Cu^{2+}，具有弱氧化性，可将脂肪醛氧化成相应的羧酸，而 Cu^{2+}被还原为砖红色的氧化亚铜（Cu_2O）沉淀。甲醛因还原性强，可进一步把氧化亚铜还原为铜，在洁净的试管内壁上形成铜镜。其反应式可表示为

$$RCHO + Cu^{2+} \xrightarrow{\Delta} RCOO^- + Cu_2O\downarrow + H_2O$$

$$HCHO + Cu^{2+} \xrightarrow{\Delta} HCOO^- + Cu_2O\downarrow + H_2O \xrightarrow{\Delta} CO_2 + H_2O + Cu\downarrow$$

只有脂肪醛能被斐林试剂氧化，酮和芳香醛则不能，因此可用斐林试剂鉴别脂肪醛与芳香醛、脂肪醛与酮。

4. 醛与希夫试剂作用 品红是一种红色的染料，将二氧化硫通入品红的水溶液中后，品红的红色褪去，得到的无色溶液称为品红亚硫酸试剂，又称希夫（Schiff）试剂。醛与希夫试剂作用可显紫红色，这一显色反应非常灵敏，所以可用这种试剂来鉴别醛类化合物。

H_2N — H_2N — C= =NH_2 $]^+ \cdot Cl^- + 3SO_2 + 3H_2O \longrightarrow$

品红，又称盐酸副玫瑰苯胺，红色

$^-HO_3S^+H_3N$— $^-HO_3S^+H_3N$— Cl C —$NH_3^+ SO_3H^-$ $+ 3HCHO \longrightarrow$

品红亚硫酸试剂（又称希夫试剂），无色

HO_3S—C(HR)—HN— HO_3S—C(HR)—HN— C= =NCH_2—SO_3H

紫红色

使用希夫试剂时，溶液中不能有碱性物质和氧化剂，否则会消耗试剂中的亚硫酸，使溶液恢复品红的颜色，而出现假阳性。

5. 丙酮与亚硝酰铁氰化钠溶液作用 利用丙酮与亚硝酰铁氰化钠溶液、氢氧化钠溶液反应生成红色的物质可以鉴别丙酮。

$$Na_2[Fe(CN)_5NO] + CH_3COCH_3 + 2NaOH = Na_4[Fe(CN)_5(O{=}N{=}CHCOCH_3)] + 2H_2O$$

红色

四、实训用品

1. 仪器 试管、量筒（5mL）、250mL 烧杯、100℃温度计、石棉网、酒精灯、数显恒温水浴锅。

2. 试剂 40%甲醛水溶液（福尔马林）、乙醛、苯甲醛、丙酮、乙醇、2，4-二硝基苯肼试剂、碘-碘化钾溶液、10%的氢氧化钠溶液、5%硝酸银溶液、0.5mol/L 氨水、斐林试剂 A 液（0.2mol/L 硫酸铜）、斐林试剂 B 液（0.8mol/L 酒石酸钾钠的氢氧化钠溶液）、希夫试剂、0.05mol/L 亚硝酰铁氰化钠溶液。

试剂的配制：

（1）2, 4-二硝基苯肼试剂的配制　取2, 4-二硝基苯肼1g，加入7.5mL浓硫酸，将此酸性溶液缓慢入75mL 体积分数为95%的乙醇溶液中，用水稀释至250mL，必要时过滤。

（2）碘-碘化钾溶液的配制　溶解10g碘和20g碘化钾于100mL水中。

五、实 训 步 骤

1. 与2, 4-二硝基苯肼的反应　取4支试管，分别加入2mL 2, 4-二硝基苯肼试剂，再分别加入3滴40%的甲醛水溶液、乙醛、丙酮和苯甲醛，充分振摇后，静置片刻，观察并记录现象，解释发生的变化。

2. 碘仿反应　取4支试管，分别加入1mL水，再分别加入4滴40%的甲醛水溶液、乙醛、乙醇和丙酮，然后分别加入1mL 10%的氢氧化钠溶液，然后分别滴加碘-碘化钾溶液至溶液呈浅黄色。振摇，观察有无沉淀析出。将没有沉淀析出的试管置于数显恒温水浴锅中温热数分钟，冷却后再观察，记录并解释发生的变化。

3. 银镜反应　在4支洁净的试管中各加入2mL 5%的硝酸银溶液，振荡下缓慢滴加0.5mol/L氨水，开始溶液中产生棕色沉淀，继续滴加直至生成的沉淀恰好溶解为止（即得托伦试剂）。再分别滴入2滴40%的甲醛水溶液、乙醛、丙酮和苯甲醛，摇匀（加入苯甲醛的试管需充分振摇），然后放在60℃左右的水浴中加热。观察、记录并解释发生的变化。

4. 与斐林试剂反应　在4支试管中各加入1mL 斐林试剂A液和1mL 斐林试剂B液，混合均匀（即得斐林试剂），再分别加入40%的甲醛水溶液、乙醛、丙酮和苯甲醛4滴，振摇，放在80℃水浴中加热2～3分钟，观察、记录和解释发生的变化。

5. 与希夫试剂反应　取4支试管，分别加入40%的甲醛水溶液、乙醛、乙醇和丙酮5滴，然后各加入希夫试剂10滴，观察、记录并解释发生的变化。

6. 与亚硝酰铁氰化钠反应　取2支试管，各加入0.05mol/L $Na_2[Fe(CN)_5NO]$ 10滴和10%的氢氧化钠溶液5滴，摇匀，再分别加入乙醛和丙酮各10滴，观察、记录并解释发生的变化。

六、注 意 事 项

1. 进行碘仿反应时应注意，样品不能过多，否则生成的碘仿会溶于醛酮中。另外滴加氢氧化钠溶液时也不能过量，加到溶液呈淡黄色（有微量的碘存在）即可。

2. 进行银镜反应时要将试管洗涤干净，加入碱液时不要过量，否则会影响实验效果，另外反应时必须采用水浴加热，以防生成具有爆炸性的雷酸银而发生意外。实训完毕，用稀硝酸洗涤银镜。

3. 进行斐林试剂反应时，斐林试剂不稳定，实验时须临时配制。斐林试剂与醛反应，溶液颜色由蓝色转绿变黄而生成砖红色的氧化亚铜（甲醛反应后生成金属铜）。芳香醛和酮不能与斐林试剂反应。但斐林试剂加热时间长了也会产生砖红色的氧化亚铜沉淀，不可误认为芳香醛、酮也与之发生反应。

4. 进行希夫反应时，应在冷溶液和酸性条件下进行反应，希夫试剂不能受热，溶液中不能含有碱性物质，否则二氧化硫会逸去而恢复品红的颜色，出现假阳性。

七、实 训 思 考

1. 醛和酮的性质有哪些异同之处？可用哪些试剂鉴别？

2. 进行碘仿反应时，为什么要控制碱的量？

3. 醛与托伦试剂反应为什么要在碱性溶液中进行？

八、实训评价

测试时间：　　　　年　　月　　日　　　　　　　　　　　　　　　　　　　　评价教师：

测试项目	指标分值	测评标准	项目得分
试剂取用操作	2	能正确使用胶头滴管移取溶液	
在试管中进行少量物质反应的操作	2	1. 能正确使用胶头滴管向试管中滴加液体 2. 能进行在试管中混匀溶液的正确操作	
实验现象	2	1. 准确判断实验现象 2. 准确记录实验现象	
实验态度	2	1. 遵守实验、实训规章制度、安全守则 2. 认真完成所有要求的实训内容操作，积极思考	
实验习惯	2	1. 及时、准确、实事求是记录实验现象 2. 爱护仪器、节约试剂 3. 操作规范，有条不紊 4. 实验结束，做好收尾工作，使台面整洁、仪器摆放有序	
总分			

九、实训报告

1. 实训记录

实训项目		现象	解释或结论
与2, 4-二硝基苯肼的反应	甲醛水溶液		
	乙醛		
	丙酮		
	苯甲醛		
碘仿反应	甲醛水溶液		
	乙醛		
	乙醇		
	丙酮		
银镜反应	甲醛水溶液		
	乙醛		
	丙酮		
	苯甲醛		
与斐林试剂反应	甲醛水溶液		
	乙醛		
	丙酮		
	苯甲醛		
与希夫试剂反应	甲醛水溶液		
	乙醛		
	乙醇		
	丙酮		
与亚硝酰铁氰化钠反应	乙醛		
	丙酮		

2. 实训小结

（杨 旭）

实训四 羧酸和取代羧酸性质的验证与鉴别

一、实 训 目 的

（一）知识目标

1. 掌握验证羧酸、取代羧酸性质的方法，以及鉴别羧酸、取代羧酸的常用方法。
2. 理解验证和鉴别羧酸、取代羧酸的原理，巩固羧酸、取代羧酸的物理化学性质。
3. 了解常见羧酸、取代羧酸的状态及用途。

（二）能力目标

1. 学会正确选择验证羧酸、取代羧酸性质及鉴别羧酸、取代羧酸的试剂。
2. 学会验证羧酸、取代羧酸性质及鉴别羧酸、取代羧酸的正确基本操作。
3. 学会仔细观察实验现象，能正确分析实验现象背后发生的化学反应本质。
4. 养成及时、准确记录实验现象的习惯。

二、实 训 内 容

1. 验证羧酸和取代羧酸的主要化学性质。
2. 羧酸及取代羧酸的鉴别。

三、实 训 原 理

1. 羧酸的性质

（1）酸性与成盐反应　羧酸分子中由于羧基中羟基氧上的孤对电子和羰基形成 p-π 共轭体系，电子向羰基转移，增大了氢氧键极性，氢易以质子形式解离，故显酸性，可与氢氧化钠和碳酸氢钠作用生成水溶性的羧酸盐。所以羧酸既能溶于氢氧化钠溶液，也能溶于碳酸氢钠溶液，可以此作为鉴定羧酸的重要依据。某些酚类，特别是芳环上有强吸电子基的酚类具有与羧酸类似的酸性，可通过与氯化铁的显色反应来加以区别。

（2）还原性　甲酸分子中的羧基与一个氢原子相连，草酸分子中是两个羧基直接相连，由于结构特殊，它们都具有较强的还原性。甲酸可被托伦试剂氧化，发生银镜反应；草酸能被高锰酸钾定量氧化，常用于高锰酸钾的定量分析。

（3）酯化反应　羧酸与醇作用生成酯和水的反应，称为酯化反应。

$$R-\overset{\overset{\displaystyle O}{\|}}{C}-OH + HO-R' \xrightleftharpoons{H^+} R-\overset{\overset{\displaystyle O}{\|}}{C}-O-R' + H_2O$$

酯化反应是可逆反应。酯化反应需要在强酸（如浓硫酸）催化下加热进行，反应的速率一般较慢。

（4）脱羧反应　羧酸失去羧基放出 CO_2 的反应称为脱羧反应。饱和一元羧酸很难发生脱羧反应，二元羧酸容易发生脱羧反应，加热至其熔点时，就生成少一个碳原子的一元羧酸。例如

$$\begin{matrix}\text{COOH}\\ |\\ \text{COOH}\end{matrix} \xrightarrow{160\sim180℃} \text{HCOOH} + CO_2\uparrow$$

乙二酸　　　　甲酸

$$\text{HOOCCH}_2\text{COOH} \xrightarrow{140\sim160℃} \text{CH}_3\text{COOH} + CO_2\uparrow$$

丙二酸　　　　乙酸

2. 羟基酸的性质　羟基酸属于多官能团化合物，既有醇、酚和羧酸的通性，还具有分子中不同官能团相互影响的一些特殊性质。

（1）酸性　羧基具有酸性，可以与碱反应生成盐、与醇反应生成酯；受羟基吸电子诱导效应的影响，醇酸的酸性比相同碳数的羧酸酸性强，醇酸酸性强弱会随着羟基与羧基的相对位置不同而不同，羟基距离羧基越近，酸性越强。

（2）氧化性　受羧基的影响，醇酸中的羟基比醇中的羟基更易发生氧化反应。稀硝酸一般不能氧化醇，但却能氧化醇酸生成醛酸、酮酸或二元酸。托伦试剂不能氧化醇，却能将 α-羟基酸氧化成 α-酮酸，发生银镜反应。例如

$$\text{HOCH}_2\text{COOH} \xrightarrow{\text{稀 HNO}_3} \text{OHCCOOH} \xrightarrow{\text{稀 HNO}_3} \text{HOOCCOOH}$$

$$\text{H}_3\text{C}-\underset{\text{OH}}{\underset{|}{\text{CH}}}-\text{COOH} \xrightarrow{\text{托伦试剂}} \text{H}_3\text{C}-\underset{\text{O}}{\underset{\|}{\text{C}}}-\text{COOH} + \text{Ag}\downarrow$$

四、实训用品

1. 仪器　试管、硬质大试管，烧杯（250mL）、100mL 锥形瓶、数显恒温水浴箱、导气管、冰箱（或制冰机）。

2. 试剂　甲酸、乙酸、乳酸、丙酮酸、草酸、苯甲酸、10%氢氧化钠溶液、1.5mol/L 盐酸、3mol/L 稀硫酸、0.5%高锰酸钾溶液、水杨酸、甲醇、浓硫酸、饱和石灰水、5%硝酸银溶液、0.5mol/L 氨水、pH 试纸、乙醇、冰块。

五、实训步骤

1. 羧酸与取代羧酸的水溶性和酸性　取 4 支试管，分别加入甲酸、乙酸、乳酸、丙酮酸各 2 滴，另取 2 支试管，加入草酸、苯甲酸各米粒大小。然后各加入水 1mL，振摇，观察是否分层或溶解，记录并解释实验现象。若有分层或固体不溶解，则在振荡下向试管中逐滴加入乙醇直至溶解，再用 pH 试纸测量每一种酸溶液的酸性，记录并解释其结果。

2. 羧酸的性质

（1）成盐反应　取 0.2g 苯甲酸晶体放入盛有 1mL 水的试管中，振摇后，观察是否溶解，若不溶解，边振摇边加入 10%的氢氧化钠溶液，直至溶液透明，然后在振荡下逐滴加入 1.5mol/L 的盐酸直至溶液重新变浑浊，记录并解释实验现象。

（2）还原性 在3支试管中分别加入1mL甲酸、1mL乙酸及1mL草酸溶液（0.2g草酸溶于1mL水），再分别加入1mL 3mol/L稀硫酸和2～3mL 0.5%的高锰酸钾溶液，在50～60℃水浴中加热，观察现象，比较速率。

（3）酯化反应 在干燥的小锥形烧瓶中，溶解0.5g水杨酸于5mL甲醇中，加入5滴浓硫酸，不断振摇，在水浴中温热10分钟，然后把混合物倒入装有10g冰的小烧杯中，充分振摇，观察液面有无分层现象。注意产品外观和气味，解释实验结果。

（4）脱羧反应 在装有导气管的干燥硬质大试管中，放入固体草酸2～3g，将试管稍微倾斜，夹在铁架上，然后加热，导气管插入另一盛有饱和石灰水的小试管或小烧杯中，观察石灰水的变化。

3. 取代羧酸的性质 乳酸的氧化反应：在大试管中加入5%硝酸银溶液2mL，再加入10%氢氧化钠溶液1滴，然后在振摇下滴加0.5mol/L氨水，直至生成的沉淀恰好溶解为止（即得托伦试剂），取乳酸2mL加入其中，摇匀后放在60℃左右的水浴中加热。观察并解释发生的变化。

六、注意事项

酯在水中的溶解度受温度的影响较大，酯化反应的结果在冰浴中效果明显。

七、实训思考

1. 为何多元酸比一元酸酸性强？
2. 为什么甲酸能发生银镜反应？
3. 羟基酸中羟基的位置对其酸性有何影响？

八、实训评价

测试时间： 年 月 日 评价教师：

测试项目	指标分值	测评标准	项目得分
基本操作	3	1. 能正确使用胶头滴管移取溶液 2. 正确使用pH试纸测定溶液酸碱性 3. 在试管中加热液体的正确操作	
实验现象	2	1. 准确判断实验现象 2. 准确记录实验现象	
实验态度	2	1. 遵守实验、实训规章制度，不高声谈笑 2. 认真完成所有要求的实训内容操作，积极思考	
实验习惯	2	1. 及时、准确、实事求是记录实验现象 2. 爱护仪器、节约试剂 3. 操作规范，有条不紊 4. 实验结束，做好收尾工作，使台面整洁、仪器摆放有序	
总分			

九、实 训 报 告

1. 实训记录

实训项目		现象	解释或结论
羧酸与取代羧酸的水溶性和酸性	甲酸		
	乙酸		
	乳酸		
	丙酮酸		
	草酸		
	苯甲酸		
羧酸的性质（成盐反应）	苯甲酸		
羧酸的性质（还原性）	甲酸		
	乙酸		
	草酸		
羧酸的性质（酯化反应）	水杨酸		
羧酸的性质（脱羧反应）	草酸		
取代羧酸的性质	乳酸		

2. 实训小结

（杨　旭）

实训五　葡萄糖溶液旋光度的测定

一、实 训 目 的

（一）知识目标

1. 了解旋光仪的构造，影响旋光度的因素。
2. 熟悉旋光仪的使用方法。
3. 掌握旋光度测定方法。

（二）能力目标

学会正确使用旋光仪和葡萄糖溶液旋光度测定的方法，能计算比旋光度。

二、实 训 内 容

1. 认识旋光仪的构造，熟悉旋光仪的使用。
2. 测定葡萄糖溶液旋光度。

三、实 训 原 理

按物质是否具有旋光活性，可将物质分为两大类，一类具有使偏振光的振动平面旋转的性质，如乳酸、葡萄糖等，称为旋光性物质或旋光活性物质；另一类对偏振光不发生影响，没有旋光性。许多天然有机物都具有旋光性。

由单色光源（一般用钠光灯）发出的光，通过一个固定的偏棱镜（尼科耳棱镜）后变成平面偏振光。平面偏振光通过装有旋光物质的盛液管时，偏振光的振动平面会向左或向右旋转一定的角度。只有将检偏棱镜向左或向右旋转同样的角度才能使偏振光通过到达目镜。向左或向右旋转的角度可以从旋光仪刻度盘上读出，即为该物质的旋光度。

物质的旋光度与溶液的浓度、溶剂、温度、旋光测定管长度和所用光源的波长等都有关系，所以常用比旋光度$[\alpha]_D^t$来表示各物质的旋光性。

$$[\alpha]_D^t = \frac{\alpha}{l \times c} \quad (5\text{-}5\text{-}1)$$

式中，α 为实验测定的旋光度；t 为测定时的温度（℃）；D 为旋光仪使用的光源——钠光（D-线，波长 589nm）；l 为旋光管的长度（dm）；c 为待测溶液的浓度（g/mL，纯液体用密度 g/mL）。

在一定条件下，旋光性物质的比旋光度与物质的熔点、沸点、密度一样，也是物质的物理常数之一。通过测定物质的旋光度，可以鉴别物质的纯度，测定溶液的浓度、密度和鉴别光学异构体。

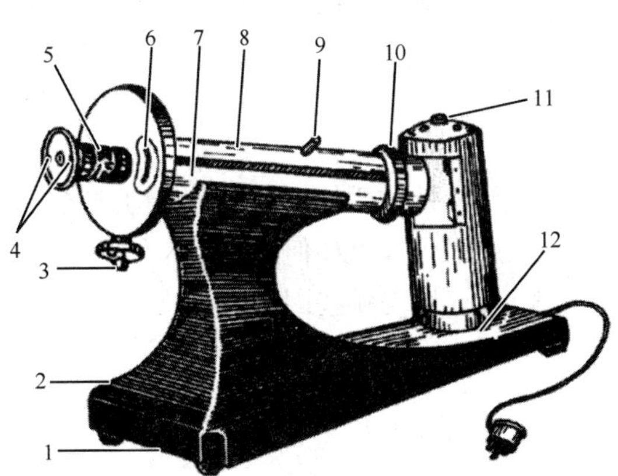

图 5-5-1 目测旋光仪的外形图

1. 底座；2. 电源开关；3. 刻度盘转动手轮；4. 放大镜座；5. 视度调节螺旋；6. 度盘游标；7. 镜筒；8. 镜筒盖；9. 镜盖手柄；10. 镜盖连接圈；11. 灯罩；12. 灯座

四、实 训 用 品

1. 仪器 目测旋光仪（图 5-1-1）、150mL 烧杯、100mL 容量瓶、温度计、电子天平、旋光管、吸水滤纸。

2. 试剂 葡萄糖、蒸馏水。

五、实 训 步 骤

1. 旋光仪预热 先接通电源，开启旋光仪上的电源开关，预热 5～10 分钟，使钠光灯发光强度稳定。

2. 旋光仪零点校正

（1）装入蒸馏水，将待测定的旋光管冲洗干净，装上蒸馏水使液面凸出管口，将玻璃管盖沿管口边缘轻轻平推盖好（不能留有气泡），旋上螺丝帽盖（紧度适中，使其不漏水）。

（2）将旋光管擦干，放入旋光仪内，合上盖子。

（3）开启钠光灯，调节仪器的目镜的焦点，使旋钮向左或向右旋转时，光域的中心明暗界线清晰、锐利。然后旋转旋钮使光域中心两边明暗一致。记录读数，重复操作至少 5 次，取平均值。

3. 旋光度的测定 准确称取葡萄糖 10.0000g，在 100mL 容量瓶中配成澄清、透明的溶液。

样品的测定和调零方法相同。每次测定之前样品管必须先用蒸馏水清洗 1～2 遍，再用少量配制好的葡萄糖溶液润洗 2～3 遍，以免受污染物的影响，然后装上葡萄糖溶液进行测定。即再次旋转旋钮使光域两边的明暗一致，读数，重复 5 次操作，取平均值。该读数与零点之间的差值即为该葡萄糖溶液的旋光度。同时记录测定管的长度，测定时溶液的温度。待旋光度稳定后，按公式计算葡萄糖的比旋光度。

注意观察葡萄糖溶液的变旋光现象。

4. 结束测定 全部测定结束后，取出旋光管，倒出溶液，用蒸馏水把测定管洗净，擦干放好，关闭旋光仪。

六、注 意 事 项

1. 旋光仪应放在空气流通和温度适宜的地方，不宜低放，以免光学零部件、偏振片等受潮发霉及性能衰退。
2. 旋光管使用后，应及时用水或蒸馏水冲洗干净，擦干放好。
3. 旋光仪不用时，应将仪器放入箱内或用塑料罩罩上，以防灰尘侵入。
4. 镜片不能用不洁或硬质布、纸擦拭，以免镜片表面划伤，影响观察结果。
5. 试管中若有气泡，应先让气泡浮在凸颈处。
6. 不懂装校方法，切勿随便拆动，以免由于不懂校正方法而无法装校好。

七、实 训 思 考

1. 旋光性物质的旋光方向与构型之间有必然的联系吗？
2. 旋光仪零点如何校正？为什么样品测定前需要校正零点？
3. 旋光度与哪些因素有关？

八、实 训 评 价

测试时间：　　　　年　　月　　日　　　　　　　　　　　　　　评价教师：

测试项目	指标分值	测评标准	项目得分
仪器预热和校零处理	4	1. 旋光仪预热 2. 旋光测定管的准备 3. 蒸馏水的装样 4. 旋光仪零点的校正	
样品装样配制与测定	3	1. 样品溶液的配制及样品溶液的装样 2. 样品溶液的测定读数 3. 实验数据的处理	
实验现象	1	1. 准确判断样品旋光度 2. 准确记录实验数据	
实验态度	1	1. 遵守实验、实训规章制度、安全守则 2. 实验服保持清洁，认真操作，不高声谈笑	
实验习惯	1	1. 台面整洁、仪器摆放有序，爱护仪器、节约试剂 2. 实验结束，做好收尾工作	
总分			

九、实 训 报 告

1. 实训记录

溶液温度__________℃ l__________dm 溶液的浓度__________g/mL

测定	α读数					α平均值
	第1次	第2次	第3次	第4次	第5次	
零点						
α测量值						

2. 计算葡萄糖溶液的比旋光度

3. 实训小结

（牛亚慧）

实训六 糖类化合物性质的验证与鉴别

一、实 训 目 的

（一）知识目标

1. 掌握糖类化合物化学性质的验证方法。
2. 理解鉴别不同糖类化合物的实验原理。
3. 了解不同糖类化合物的鉴别方法。

（二）能力目标

能正确设计利用化学方法鉴别不同糖类化合物。

二、实 训 内 容

糖类化合物的化学性质验证与鉴别。

三、实 训 原 理

1. 糖类化合物的分类 糖类化合物从其化学结构上看是指多羟基醛或多羟基酮及多羟基醛、酮脱水缩合的产物。根据其含有醛基或酮羰基结构，可分为醛糖和酮糖；同时根据能否水解及水解后情况分为单糖（不能水解）、低聚糖（水解后产生2～10分子单糖）、多糖（水解后产生10分子以上单糖）。

2. 糖类化合物的还原性 根据糖类化合物有无还原性可将糖类化合物分为还原性糖与非还原性

糖。糖类化合物分子中若有苷羟基，能被托伦试剂、斐林试剂、班氏试剂所氧化生成复杂的氧化产物，这一类糖被称为还原性糖。反应后，托伦试剂被还原生成银，出现银镜反应；斐林试剂、班氏试剂被还原为砖红色的氧化亚铜沉淀。由于在碱性条件下，酮糖能异构转化为醛糖，从而被托伦试剂、斐林试剂、班氏试剂氧化，因此所有的单糖都是还原性糖。

分子中无苷羟基，不能被托伦试剂、斐林试剂、班氏试剂氧化的糖，如蔗糖，则被称为非还原性糖。而在多糖的分子结构中，苷羟基的数目极少，同时分子量巨大，所以多糖也无还原性。双糖和多糖都可以水解为具有还原性的单糖。

3. 糖的颜色反应

（1）莫立许（Molisch）反应　在糖的水溶液中加入 α-萘酚的乙醇溶液，然后沿容器壁慢慢加入浓硫酸，切勿振摇，在下层浓硫酸和上层糖溶液的交界面很快出现一个紫色环，此反应被称为莫立许反应。所有的糖，包括单糖、低聚糖和多糖，都能发生此反应，而且反应灵敏，常用于糖类物质的鉴定。

（2）塞利凡诺夫（Selivanov）反应　塞利凡诺夫试剂是间苯二酚的盐酸溶液。在酮糖（如果糖或蔗糖）的溶液中，加入塞利凡诺夫试剂，加热后很快出现红色。在相同的时间内，醛糖反应速率很慢，以致观察不出它的颜色变化，所以此反应可以用于鉴别酮糖和醛糖。

（3）淀粉与碘反应　直链淀粉与碘作用呈蓝色，加热后蓝色消失，冷却后又重新显色，这个反应非常灵敏，支链淀粉与碘作用呈紫色。天然淀粉都是直链淀粉和支链淀粉的混合物，所以天然淀粉与碘作用呈现出的颜色是两种颜色的混合蓝紫色。但蓝色与紫色在一起时，一般只能显示出蓝色，因此习惯上认为淀粉遇碘显蓝色。

4. 蔗糖和淀粉的水解　蔗糖在酸的作用下水解后得到葡萄糖和果糖；淀粉在稀酸或酶的作用下，最终水解成葡萄糖。

四、实训用品

1. 仪器　试管、试管夹、水浴锅、酒精灯、白瓷点滴板、滴管、玻璃棒、pH 试纸。

2. 试剂　0.1mol/L 葡萄糖溶液、0.1mol/L 果糖溶液、0.05mol/L 蔗糖溶液、0.3mol/L 蔗糖溶液、0.05mol/L 麦芽糖溶液、20g/L 淀粉溶液、碘试剂、浓 HCl、浓 H_2SO_4、浓 HNO_3、1mol/L Na_2CO_3 溶液、2.5mol/L NaOH 溶液、班氏试剂、莫立许试剂、塞利凡诺夫试剂、0.3mol/L 硝酸银、3mol/L 氨水、斐林试剂 A 液（0.2mol/L 硫酸铜）、斐林试剂 B 液（0.8mol/L 酒石酸钾钠的氢氧化钠溶液）。

五、实训步骤

1. 糖的还原性

（1）与托伦试剂的反应　取 5 支洁净试管并编号，分别加入 1mL 0.3mol/L 硝酸银溶液，滴入 1 滴 2.5mol/L NaOH 溶液后逐滴加入 3mol/L 氨水至沉淀刚好消失，制得银氨溶液。再分别滴入 0.1mol/L 葡萄糖溶液、0.1mol/L 果糖溶液、0.05mol/L 蔗糖溶液、0.05mol/L 麦芽糖溶液、20g/L 淀粉溶液各 5 滴，摇匀后放在 60℃水浴中加热数分钟，观察记录并解释所发生的变化。

（2）与斐林试剂的反应　取斐林试剂 A 2.5mL 和斐林试剂 B 2.5mL 混合均匀后，各取 1mL 分装于 5 支试管中并编号，再分别滴入 0.1mol/L 葡萄糖溶液、0.1mol/L 果糖溶液、0.05mol/L 蔗糖溶液、0.05mol/L 麦芽糖溶液、20g/L 淀粉溶液各 5 滴，摇匀后放在 80℃水浴中加热数分钟，观察记录并解释所发生的变化。

（3）与班氏试剂的反应　取 5 支试管并编号，各加入班氏试剂 1mL，再分别滴入 0.1mol/L 葡萄糖溶液、0.1mol/L 果糖溶液、0.05mol/L 蔗糖溶液、0.05mol/L 麦芽糖溶液、20g/L 淀粉溶液各 5 滴，摇匀后放在 80℃水浴中加热 2～3 分钟，观察记录并解释所发生的变化。

2. 糖的颜色反应

（1）莫立许反应 取5支试管并编号，分别滴入0.1mol/L葡萄糖溶液、0.1mol/L果糖溶液、0.05mol/L蔗糖溶液、0.05mol/L麦芽糖溶液、20g/L淀粉溶液各1mL，再分别加入莫立许试剂2滴，摇匀。把盛有糖溶液的试管倾斜45°角，沿管壁慢慢地加入浓H_2SO_4 1mL，使H_2SO_4溶液与糖溶液之间有明显的分层，观察两层之间的颜色变化。若数分钟内无紫色环出现，可在水浴中温热后再观察变化（切勿振荡），观察记录并解释所发生的变化。

（2）塞利凡诺夫反应 取5支试管并编号，各加入塞利凡诺夫试剂1mL，再分别滴入0.1mol/L葡萄糖溶液、0.1mol/L果糖溶液、0.05mol/L蔗糖溶液、0.05mol/L麦芽糖溶液、20g/L淀粉溶液各五滴，摇匀后放在沸水浴中加热2分钟，观察记录并解释所发生的变化。

（3）淀粉与碘的反应 取1支试管，加入20g/L淀粉溶液1滴、4mL蒸馏水和1滴碘试剂，观察颜色的变化。将此溶液加热至近沸腾后观察实验现象，然后再冷却，观察溶液颜色的变化。记录并解释实验现象。

3. 蔗糖和淀粉的水解

（1）取试管1支，加入0.3mol/L蔗糖溶液4mL，浓盐酸1滴，摇匀后放在沸水浴中加热3～5分钟，冷却后取出2mL，用2.5mol/L NaOH溶液中和至pH 8～9（用pH试纸测定），再加入班氏试剂1mL，摇匀后放在80℃水浴中加热，观察并解释所发生的变化。

（2）取试管1支，加入20g/L淀粉溶液4mL，浓HCl 1滴，摇匀后放在沸水浴中加热数分钟，直到取出的少许溶液中加入碘溶液不变色为止。将试管取出冷却后，取出2mL溶液，用2.5mol/L的NaOH溶液中和至pH 8～9（用pH试纸测定），再加班氏试剂1mL，摇匀后放在80℃水浴中加热，观察并解释所发生的变化。

六、实训思考

1. 鉴别果糖与蔗糖可采用哪些方法？
2. 如何检查多糖是否开始水解及是否水解完全？

七、实训评价

测试时间：　　　年　　月　　日　　　　　　　　　　　　评价教师：

测试项目	指标分值	测评标准	项目得分
糖的还原性验证	3	1. 托伦试剂的配制 2. 与托伦试剂反应的现象 3. 与斐林试剂、班氏试剂反应的现象	
糖的颜色反应	3	1. 与莫立许试剂反应的实验现象 2. 与塞利凡诺夫试剂反应的实验现象 3. 与碘试剂反应的现象	
糖的水解反应	2	1. 蔗糖水解的现象 2. 淀粉水解的现象	
实验态度	1	1. 遵守实验、实训规章制度及安全守则 2. 实验服保持清洁，认真操作，不高声谈笑	
实验习惯	1	1. 台面整洁、仪器摆放有序，爱护仪器、节约试剂 2. 实验结束，做好收尾工作	
总分			

八、实 训 报 告

1. 实训记录

实训项目		现象	解释或结论
糖的还原性	与托伦试剂的反应		
	与斐林试剂的反应		
	与班氏试剂的反应		
糖的颜色反应	莫立许反应		
	塞利凡诺夫反应		
	淀粉与碘的反应		
蔗糖和淀粉的水解	蔗糖的水解		
	淀粉的水解		

2. 实训设计（请用化学方法鉴别下列各组化合物）

（1）葡萄糖和果糖　（2）葡萄糖和蔗糖　（3）淀粉和蔗糖　（4）果糖和蔗糖

3. 实训小结

（秦　渝）

实训七　盐酸标准溶液的配制和标定

一、实 训 目 的

（一）知识目标

1. 掌握盐酸标准溶液的配制和标定方法。
2. 熟悉盐酸标准溶液的标定原理。
3. 了解标签的书写。

（二）能力目标

熟练滴定操作和终点的判断；学会实验数据的处理。

二、实 训 内 容

1. 盐酸标准溶液的配制和标定。
2. 实验数据的处理。

三、实 训 原 理

标准溶液是指已知准确浓度的溶液。酸碱滴定中常用盐酸溶液做酸标准溶液，用氢氧化钠溶液做碱标准溶液。由于浓盐酸易挥发，不能用直接法配制标准溶液。因此，只能用间接法配制，即先配制接近所需浓度的溶液，然后用基准物标定，或用另一已知准确浓度的标准溶液滴定，根据它们的体积比求得其准确浓度。

用来标定 HCl 溶液常用的基准物质是无水 Na_2CO_3、硼砂（$Na_2B_2O_7 \cdot 10H_2O$）。用无水 Na_2CO_3 标定 HCl 溶液时，其反应式为

$$Na_2CO_3 + 2HCl \xlongequal{\quad} 2NaCl + H_2O + CO_2\uparrow$$

化学计量点的 pH 为 3.89，可选用甲基橙作指示剂。根据称取的无水 Na_2CO_3 的质量和滴定所消耗的 HCl 溶液的体积，计算出 HCl 溶液的准确浓度。

在化学计量点时：

$$c_{HCl}V_{HCl} = \frac{2}{1}\frac{m_{Na_2CO_3}}{M_{Na_2CO_3}}$$

$$c_{HCl} = \frac{2}{1}\cdot\frac{1000m_{Na_2CO_3}}{105.99V_{HCl}}$$

注意盐酸的体积以毫升（mL）计。

四、实 训 用 品

1. 仪器 电子天平、量筒（10mL）、试剂瓶（500mL）、锥形瓶（250mL）、酸式滴定管（50mL）、称量瓶、滴定管架、洗瓶、玻璃棒等。

2. 试剂 浓盐酸（AR）、无水 Na_2CO_3、2g/L 甲基橙指示剂、蒸馏水。

五、实 训 步 骤

1. 盐酸溶液的配制 根据 $c_1V_1 = c_2V_2$，计算配制 500mL 0.1mol/L HCl 溶液所需浓盐酸的体积；用洁净量筒量取所需浓盐酸倒入洁净试剂瓶中，用少量蒸馏水洗涤量筒 2～3 次，并将洗涤液倒入试剂瓶中，再加蒸馏水稀释至 500mL，用玻璃塞塞住瓶口，充分摇匀；将所配的溶液贴上标签，注明班组、姓名、试剂名称、浓度及配制日期，注意养成溶液配制好后立即贴标签的习惯。标签设计如下：

班组：	姓名：
溶液：	浓度：
配制日期：	

2. 0.1mol/L 盐酸标准溶液准确浓度的标定 用减重法在电子天平上准确称取在 270～300℃干燥至恒重的基准无水 Na_2CO_3 三份，每份约 0.2g，分别置于 3 个 250mL 的锥形瓶中，各加入蒸馏水 50mL 使其完全溶解后，加入 2g/L 甲基橙指示剂 2 滴，用待标定盐酸溶液滴定至溶液颜色由黄色变为橙色，即为终点，记录每次滴定前后滴定管的读数，代入公式计算盐酸标准溶液的浓度，取其平均值，即为盐酸标准溶液的准确浓度。

六、注 意 事 项

本实验中配制盐酸标准溶液时，试剂用量筒取，稀释所用蒸馏水不需要准确量取。

酸式滴定管使用前先检查是否漏液；滴定管取液体时必须洗涤、润洗；读数前要将管内的气泡赶尽，尖嘴内充满液体；读数需有两次，第一次读数时必须先调整液面在 0 刻度或 0 刻度以下；读数时，视线、刻度、液面的凹面最低点在同一水平线上，边观察实验变化，边控制用量；量取或滴定液体的体积为第二次的读数与第一次读数之差；酸式滴定管用于盛装酸性溶液或强氧化剂液体，不可装碱性溶液。

七、实训思考

1. 滴定管为何要用标准溶液润洗几次？滴定中使用的锥形瓶是否也要用标准溶液润洗?为什么?

2. 用 HCl 溶液滴定 Na_2CO_3 溶液时用甲基橙为指示剂，甲基橙变色时，pH 范围是多少？此时是否为化学计量点?

3. 滴定管、移液管是滴定分析中量取溶液体积的三种准确量器，记录时应记为几位有效数字?

八、实训评价

测试时间：　　　　年　　月　　日　　　　　　　　　　　　评价教师：

测试项目	指标分值	测评标准	项目得分
HCl 溶液的配制	2	1. 计算正确，正确使用量筒	
		2. 熟悉配制溶液的步骤	
HCl 溶液的标定	2	1. 能正确使用酸式滴定管和电子天平	
		2. 能正确计算平均偏差和相对平均偏差，且偏差小	
实验现象	2	1. 准确记录滴定过程颜色变化，判断滴定终点	
		2. 准确记录滴定前后滴定管的读数	
实验态度	2	1. 遵守实验、实训规章制度、安全守则	
		2. 实验服保持清洁，认真操作，不高声谈笑	
实验习惯	2	1. 台面整洁、仪器摆放有序，爱护仪器、节约试剂	
		2. 操作规范，有条不紊；实验结束，做好收尾工作	
总分			

九、实训报告

1. 实训记录及数据处理

测定份数		1	2	3
称量记录（g）	$m_{Na_2CO_3}$			
滴定记录（mL）	$V_终$			
	$V_初$			
	V			
盐酸浓度（mol/L）		c_1= c_2= c_3= $\bar{c}$ =		
平均偏差		$\bar{d}$ =		
相对平均偏差		$R\bar{d}$ =		

2. 实训小结

（蒋金霞）

实训八　氢氧化钠标准溶液的配制和标定

一、实训目的

（一）知识目标

1. 掌握氢氧化钠标准溶液的配制和标定方法。
2. 理解氢氧化钠标准溶液的标定原理。

（二）能力目标

熟练滴定操作和终点的判断；学会实验数据的处理。

二、实训内容

1. 氢氧化钠标准溶液的配制和标定。
2. 实验数据的处理。

三、实训原理

酸碱滴定中常用氢氧化钠溶液做标准溶液（滴定剂）。由于氢氧化钠具有很强的吸湿性，且可吸收空气中的 CO_2，所以市售氢氧化钠中常含有碳酸钠，不能用直接法配制标准溶液。配制不含碳酸钠的氢氧化钠溶液有多种方法。实验室常用的一种方法是先用氢氧化钠配成饱和溶液，密封静置。碳酸钠在饱和氢氧化钠溶液中几乎不溶，待碳酸钠沉淀析出后，取上层清液，用煮沸后冷却的新鲜蒸馏水稀释到所需浓度，即可得到不含碳酸钠的氢氧化钠溶液。然后用基准物或已知准确浓度的标准溶液测量其准确浓度。

用来标定 NaOH 溶液常用的基准物质是草酸（$H_2C_2O_4 \cdot 2H_2O$）或邻苯二甲酸氢钾（$KHC_8H_4O_4$，简写：KHP）。后者易纯制，无结晶水，在空气中不吸水，摩尔质量较大，加热至 210℃也不分解，所以是标定 NaOH 溶液较好的基准物质，它与 NaOH 的反应式如：

$$C_6H_4(COOH)(COOK) + NaOH \longrightarrow C_6H_4(COONa)(COOK) + H_2O$$

化学计量点的产物为二元弱碱，在化学计量点时，溶液的 pH 约为 9.1，选用酚酞指示剂。根据称取的 $KHC_8H_4O_4$ 的质量和滴定所消耗的 NaOH 溶液的体积，从而计算出 NaOH 溶液的准确浓度。

在化学计量点时：

$$c_{NaOH} = \frac{m_{KHP}}{V_{NaOH} M_{KHP}} \times 10^3 \tag{5-8-1}$$

式中：c_{NaOH}—NaOH 溶液的准确浓度，mol/L；

m_{KHP}—邻苯二甲酸氢钾的质量，g；

M_{KHP}—邻苯二甲酸氢钾的摩尔质量，g/mol；

V_{NaOH}—标定所消耗氢氧化钠溶液的体积，mL。

四、实 训 用 品

1. 仪器 试剂瓶（500mL）、锥形瓶（250mL，3 个）、刻度吸管（5mL）、碱式滴定管（25mL）、电子分析天平、称量瓶、滴定管架、洗瓶、玻璃棒、洗耳球、量筒（10mL）。

2. 试剂 饱和 NaOH 溶液、$KHC_8H_4O_4$（基准物质）、蒸馏水、酚酞指示剂。

五、实 训 步 骤

1. NaOH 溶液的配制

（1）计算配制 500mL 0.1mol/L NaOH 溶液所需饱和 NaOH 溶液（ρ=1.56g/mL，ω_{NaOH}=0.52）的体积。

（2）用刻度吸管移取饱和 NaOH 溶液至 500mL 洁净试剂瓶中，加水稀释至 500mL，摇匀，贴上标签。

2. 0.1mol/L NaOH 标准溶液准确浓度的标定 用减重法在电子分析天平上准确称取 0.40～0.50g 邻 $KHC_8H_4O_4$ 3 份，分别置于 3 个 250mL 的锥形瓶中，各加入 20～30mL 蒸馏水溶解后，各滴加 2 滴酚酞指示剂，用待标定的 NaOH 溶液滴定至溶液呈淡红色，且 30 秒内不褪色，即为终点。记录每次滴定前后滴定管的读数，代入公式计算 NaOH 溶液的浓度，取其平均值，即为 NaOH 溶液的准确浓度。

六、实 训 思 考

1. 标定 NaOH 溶液时，用酚酞作指示剂，终点为淡红色，30 秒内不褪色。如果经较长时间颜色慢慢褪去，为什么？

2. 碱式滴定管为什么滴定前要赶走气泡，滴定中要防止产生气泡？

七、实 训 评 价

测试时间：　　年　　月　　日　　　　　　　　　　评价教师：

测试项目	指标分值	测评标准	项目得分
NaOH 溶液的配制	2	1. 计算正确，正确使用量筒	
		2. 熟悉配制溶液的步骤	
NaOH 溶液浓度的标定	3	1. 能正确使用碱式滴定管和电子天平	
		2. 熟悉操作规范，会用酚酞指示剂判断滴定终点	
		3. 能正确计算平均偏差和相对平均偏差，且偏差小	
实验现象	1	1. 准确判断滴定终点	
		2. 准确记录实验数据	
实验态度	2	1. 遵守实验、实训规章制度、安全守则	
		2. 实验服保持清洁，认真操作，不高声谈笑	
实验习惯	2	1. 台面整洁、仪器摆放有序，爱护仪器、节约试剂	
		2. 操作规范，有条不紊，实验结束，做好收尾工作	
总分			

八、实训报告

1. 实训记录及数据处理

测定份数	1	2	3
m_{KHP}（g）			
滴定初始读数（mL）			
滴定终点读数（mL）			
V_{NaOH}（mL）			
NaOH 溶液的准确浓度（mol/L）			
NaOH 溶液浓度平均值（mol/L）			
平均偏差 $\bar{d}$			
相对平均偏差 $R\bar{d}$			

2. 实训小结

（张稳稳）

第6章

设计性实验

实训一　阿司匹林（乙酰水杨酸）的制备

一、实训目的

（一）知识目标

1. 了解阿司匹林的用途。
2. 理解酯化反应的原理。
3. 掌握阿司匹林的制备方法。
4. 巩固固体有机物重结晶、过滤和熔点测定的实验操作方法。

（二）能力目标

能熟练进行固体物质的重结晶、过滤操作。

二、实训内容

1. 阿司匹林的制备及纯化。
2. 产物（阿司匹林）纯度的检验。

三、实训原理

阿司匹林是一种解热镇痛药，用于解热镇痛、抗风湿，促进痛风患者尿酸的排泄，抗血小板聚集及胆道蛔虫治疗，是日常生活中常用到的药品之一。

阿司匹林由水杨酸（邻羟基苯甲酸）和乙酸酐在少量浓硫酸（或干燥的氯化氢及其他有机强酸等）催化下，脱水而制得。

1. 反应式

$$C_6H_4(OH)(COOH) + (CH_3CO)_2O \xrightarrow{H^+} C_6H_4(O\text{-}\overset{O}{\overset{\|}{C}}\text{-}CH_3)(COOH) + CH_3COOH$$

2. 副反应　水杨酸在酸性条件下受热，还可发生分子间缩合反应，生成少量聚合物。

$$C_6H_4(COOH)(OH) + HOOC\text{-}C_6H_4(HO) \xrightarrow{H^+} C_6H_4(COOH)(O\text{-}\overset{O}{\overset{\|}{C}}\text{-}C_6H_4(HO)) + H_2O$$

3. 纯化 乙酰水杨酸和未反应的水杨酸能与碳酸氢钠反应生成水溶性钠盐，而副产物聚合物不溶于碳酸氢钠，这种性质上的差别可用于去除阿司匹林中的聚合物。而水杨酸在水中的溶解度大于乙酰水杨酸，因此在结晶过程中溶解在水中除去。

4. 纯度检验 如果水杨酸与乙酸酐反应不彻底或者在后处理过程发生水解反应，结晶时很可能存在于最终产品中，与大多数酚类化合物一样，水杨酸因含有酚羟基可与三氯化铁形成深色络合物；但是阿司匹林因酚羟基已被酰化，不再与三氯化铁发生颜色反应，因此需要用三氯化铁检验所得到的乙酰水杨酸产品中是否含有水杨酸。

四、实 训 用 品

1. 仪器 布氏漏斗、表面皿、玻璃棒、循环水真空泵、抽滤瓶、温度计、水浴锅（烧杯）、锥形瓶（100mL）、熔点测定仪、红外灯、烧杯（100mL）、试管、玻璃漏斗、量筒（10mL）、圆形滤纸、电子天平、烘箱

2. 试剂 水杨酸、乙酸酐、乙酸乙酯、浓盐酸、浓硫酸、饱和碳酸氢钠溶液、1%三氯化铁溶液。

五、实 训 步 骤

1. 合成 在 100mL 锥形瓶中加入 2g 水杨酸、5mL 乙酸酐和 5 滴浓硫酸，旋摇锥形瓶使水杨酸全部溶解后，在水浴中加热 5～10 分钟，并控制水浴温度在 85～90℃，水浴加热过程中要注意不断摇动锥形瓶。从水浴中取出锥形瓶，冷至室温，即有乙酰水杨酸结晶析出。如不结晶，可用玻璃棒摩擦瓶壁并将反应物置于冰水中冷却使结晶产生。加入 50mL 水，将混合物继续在水中冷却使结晶完全。真空抽滤，用滤液反复洗涤锥形瓶，直至所有晶体被收集到布氏漏斗里。然后用少量冷水洗涤结晶几次，继续抽吸，将溶剂尽量抽干。

2. 纯化 将粗产物转移至 100mL 烧杯中，在搅拌下加入 25mL 饱和碳酸氢钠溶液，加完后继续搅拌几分钟，直至无 CO_2 气泡产生（必要时可进行温热）。真空抽滤，副产物聚合物应被滤出。用 5～10mL 水冲洗漏斗，合并滤液，倒入预先盛有 4～5mL 浓盐酸和 10mL 水配成溶液的烧杯中，均匀搅拌，即有乙酰水杨酸沉淀析出。将烧杯置于冰浴中冷却，使结晶完全。真空抽滤，用洁净的玻璃塞挤压滤瓶，尽

量抽出滤液，再用冷水洗涤 2～3 次，抽干水分。将结晶移至表面皿上，在红外灯下小心干燥后称重（约 1.5g）。

为了得到更纯的产品，可将上述结晶的一半溶于最少量的乙酸乙酯中（需 2～3mL），溶解时应在水浴上小心加热。如有不溶物出现，可用预热过的玻璃漏斗趁热过滤。将滤液冷至室温，阿司匹林晶体析出。如不析出结晶，可在水浴上稍加浓缩，并将溶液置于冰水中冷却，或用玻棒摩擦瓶壁，抽滤收集产物，干燥后测熔点。

3. 纯度检测 乙酰水杨酸为白色针状晶体，熔点 135～136℃。取几粒结晶加入盛有 5mL 水的试管中，加入 1～2 滴 1%三氯化铁溶液，观察有无颜色反应。

六、注意事项

乙酸酐比乙酸的酰化效率高，乙酸酐易水解成乙酸，实验用乙酸酐需要新蒸，合成步骤所用玻璃仪器需干燥。

合成反应的温度越高，时间越长，副产物越多，所以合成反应需要控制温度在 85～90℃，时间 5～10 分钟。

将粗产品溶于饱和碳酸氢钠溶液中，会产生大量的 CO_2 气体，加入饱和碳酸氢钠溶液时，应边加边搅拌，直至无 CO_2 气体逸出为止，否则会因产品溢出或未溶完而造成较大损失。

在滤液中加入盐酸，盐酸与过量的碳酸氢钠反应，产生大量的 CO_2 气体会导致产物溢出，故加入盐酸时应缓慢加入，边加边搅拌。

乙酰水杨酸易受热分解，因此熔点不很明显，它的分解温度为 128～135℃。测定熔点时，应先将热载体加热至 120℃左右，然后放入样品测定。

七、实训思考

1. 制备阿司匹林时，加入浓硫酸的作用是什么？
2. 阿司匹林在沸水中受热时，分解而得到一种溶液，后者对三氯化铁呈阳性试验，试解释之，并写出反应方程式。
3. 能否用氢氧化钠溶液代替饱和碳酸氢钠溶液进行粗产品的提纯？请解释原因。

八、实训评价

测试时间：　　　　年　　月　　日　　　　　　　　　　　　　　　　　评价教师：

测试项目	指标分值	测评标准	得分
合成	2	1. 熟悉固体和液体药品的取用操作	
		2. 量值准确	
		3. 合成步骤加热过程固体全部溶解，冷却后有明显结晶	
		4. 抽滤操作正确	
纯化	2	1. 每次抽滤操作选用的漏斗和抽滤瓶正确	
		2. 抽滤操作正确	
		3. 加入碳酸氢钠溶液和盐酸溶液时有搅拌、无液体溢出	
		4. 抽滤结束时关闭电源、拿走自用仪器的良好实验习惯	

续表

测试项目	指标分值	测评标准	得分
检验	2	1. 熟悉熔点测定操作 2. 熔点测定和显色反应现象记录及时、准确 3. 产品颜色纯正、晶型好、纯度高、产率高 4. 称量操作正确	
实验态度	1	1. 遵守实验、实训规章制度、安全守则 2. 实验服保持清洁，认真操作，不高声谈笑	
实验习惯	3	1. 台面整洁、仪器摆放有序，爱护仪器、节约试剂 2. 操作规范，有条不紊，实训报告书写标准 3. 实验结束，能很好的做好收尾工作	
总分			

九、实 训 报 告

1. 实训记录

水杨酸质量（g）	
产品（阿司匹林）质量（g）	
产品颜色	
产品晶型（形状）	
熔点（℃）	
在三氯化铁溶液中的颜色	
收率（%）	

2. 实训小结

（丁永良）

实训二　环己烯的制备

一、实 训 目 的

（一）知识目标

1. 掌握酸催化下醇脱水制取烯烃的原理和方法。
2. 熟悉分液漏斗的使用方法及用干燥剂干燥液体的方法。
3. 了解简单蒸馏和分馏的原理，初步掌握简单蒸馏和分馏的装置及实验操作。

（二）能力目标

1. 会用分馏方法分离纯化有机化合物。

2. 会选择合适的干燥剂进行液体的干燥。
3. 会进行分相、过滤等常见操作。

二、实 训 内 容

1. 硫酸催化环己醇脱水制备环己烯。
2. 粗环己烯的精制。

三、实 训 原 理

烯烃是重要的化学试剂和化工原料。工业上常用石油烃的高温裂解和催化脱氢制取烯烃，低碳烯烃的混合物经过分离提纯可获得单一的烯烃。在实验室中，烯烃主要是由醇脱水和卤代烷脱卤化氢两种方法制得。

本实验采用第一种方法，由环己醇在硫酸催化下脱水制备环己烯。

醇脱水制烯烃是一个可逆反应，为提高反应产率，利用产物和原料之间的沸点差，一边反应一边分馏的方法，将环己烯不断蒸出，从而使平衡向右移动反应进行彻底。环己烯的制备反应如下：

$$\text{OH} \overset{H_2SO_4}{\rightleftharpoons} \quad + \ H_2O$$

在发生分子内脱水生成环己烯的同时，二分子的环己醇还会发生分子间脱水生成环己醚，反应式如下：

$$2 \ \text{OH} \overset{H_2SO_4}{\rightleftharpoons} \ \text{O} \quad + \ H_2O$$

一般认为，该反应历程为 E1 历程，整个反应是可逆的：酸使醇羟基质子化，使其易于离去而生成碳正离子，后者失去一个质子，就生成烯烃。

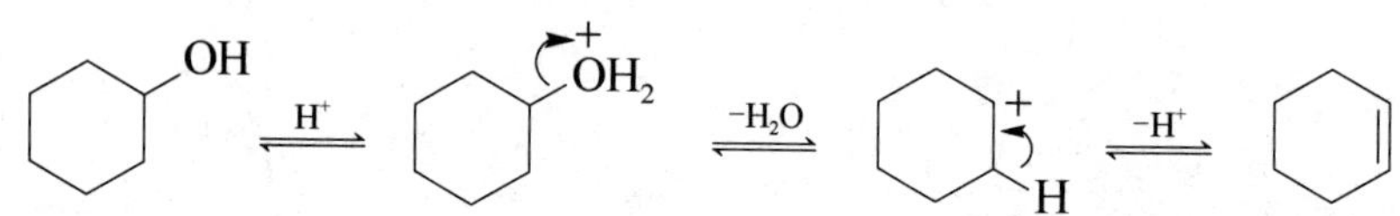

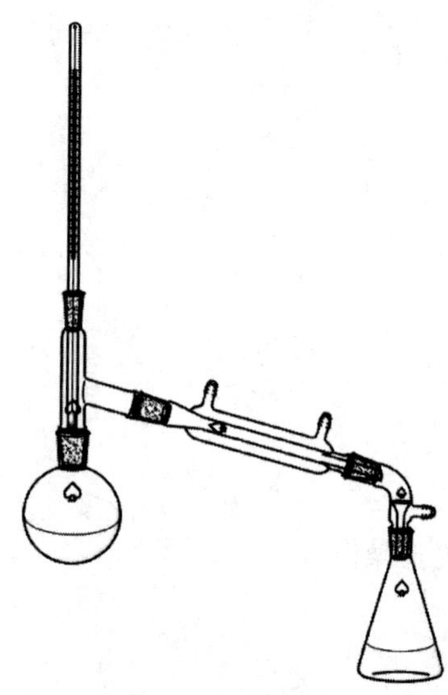
图 6-2-1 反应装置

四、实 训 用 品

1. 仪器 圆底烧瓶（100mL、50mL）、锥形瓶（100mL）、梨形分液漏斗（50mL）、刺形分馏柱、直形冷凝管、蒸馏头、真空尾接管、布氏漏斗、抽滤瓶、温度计、温度计套管、磁力搅拌加热套、磁力搅拌子、量筒（10mL）、天平等。

2. 试剂 环己醇、浓硫酸、无水氯化钙、5%碳酸钠溶液、氯化钠。

五、实 训 步 骤

1. 投料 将 50mL 干燥的圆底烧瓶置于带磁力搅拌的加热套中，并用铁架台固定，瓶中加入大小合适的磁力搅拌子，加入 10g 环己醇，搅拌下滴加 1mL 浓硫酸。先安装带磁力搅拌的加热套，然后按图 6-2-1 所示从左到右安装反应装置。

2. 反应 开启冷却水、磁力搅拌器加热和搅拌开关，采用边反应边蒸馏地收集产物的方式，控制分馏柱顶部的温度不超过 85℃，收集馏出液（为带水的浑浊液），当分馏柱顶温高于 85℃，取下收集瓶，关加热电源，停止反应。

3. 粗产物的处理 向上述馏出液中加入氯化钠（约 2g），振荡待其变成澄清透明液体后转入分液漏斗中，静置分层，打开上口玻璃塞，再将活塞缓缓旋开，下层液体从分液漏斗的活塞放出；然后加入 5%的碳酸钠溶液振荡，静置分相，放出下层水相，产物从分液漏斗上口倒入干燥的锥形瓶中，用 2～3g 无水氯化钙干燥约 20 分钟。

4. 产品蒸馏 待溶液完全清亮透明后，小心滤入干燥的小烧瓶中，加入磁力搅拌子，然后按图 6-2-2 安装好蒸馏装置，搅拌加热蒸馏，收集 80～85℃的馏分。若蒸出的产物浑浊，必须重新干燥后再蒸馏。称重，计算反应收率。

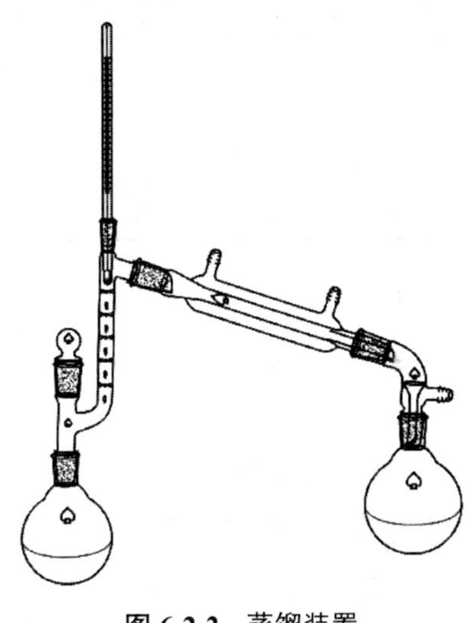

图 6-2-2 蒸馏装置

六、注 意 事 项

1. 硫酸与环己醇混合时，应充分搅拌使其混合均匀，防止加热时局部发生碳化。

2. 反应过程中，环己烯与水形成共沸物，共沸点 70.8℃，水的质量分数 10%。环己醇与水也能形成共沸物，共沸点 79.8℃，水的质量分数为 80%。因此反应加热时，温度不宜过高，以减少未反应的环己醇蒸出。

3. 收集和转移环己烯时，应保持其充分冷却，避免因挥发而造成损失。

4. 蒸馏已干燥的环己烯时，所使用的仪器都应充分干燥。

5. 环己醇在室温为黏稠的液体（熔点 25.2℃），量筒内的环己醇难以倒净，会影响产率，采用称量法可避免损失。

七、实 训 思 考

1. 环己醇脱水生成环己烯的机理是什么？

2. 在处理粗环己烯时，加入 5%的碳酸钠溶液和氯化钠的作用分别是什么？

3. 若环己烯的产率偏低，可能的原因有哪些？

八、实 训 评 价

测试时间：　　　　年　　　月　　　日　　　　　　　　　　　　　　评价教师：

测试项目	指标分值	测评标准	项目得分
实验装置的搭建	2	分馏装置和蒸馏装置应符合横看成面、竖看成线	
分液操作	2	1. 能正确选用分液漏斗并进行检漏	
		2. 能正确进行洗涤分相操作	
实验现象	2	1. 准确记录实验数据	
		2. 正确计算收率	
实验态度	1	1. 遵守实验、实训规章制度、安全守则	
		2. 实验服保持清洁，认真操作，不高声谈笑	

续表

测试项目	指标分值	测评标准	项目得分
实验习惯	3	1. 台面整洁、仪器摆放有序，爱护仪器、节约试剂 2. 操作规范，有条不紊 3. 实验结束，做好收尾工作	
总分			

九、实训报告

1. 实训记录

环己醇质量（g）	
环己烯质量（g）	
产品外观	
产品收率（%）	

2. 实训小结

（丁永良）

实训三　对乙酰氨基酚（扑热息痛）的制备

一、实训目的

（一）知识目标

1. 了解选择性乙酰化对氨基苯酚的氨基而保留酚羟基的方法。
2. 掌握易被氧化产品的重结晶精制方法。

（二）能力目标

会对固体有机物进行脱色、重结晶等操作。

二、实训内容

1. 对乙酰氨基酚的合成。
2. 对乙酰氨基酚粗品的精制。

三、实训原理

对乙酰氨基酚为解热镇痛药，国际非专有药名为 Paracetamol。它是最常用的非甾体抗炎解热镇痛药，解热作用与阿司匹林相似，镇痛作用较弱，无抗炎抗风湿作用，是乙酰苯胺类药物中最好的品种。特别适合于不能应用羧酸类药物的患者。用于缓解轻中度疼痛，如头痛、肌肉痛、关节痛及神经痛、痛经、癌性痛和手术后止痛等。尤其用于对阿司匹林过敏或不能耐受的患者。对各种剧痛及内脏平滑肌绞痛无效。

对乙酰氨基酚[*N*-（4-羟基苯基）乙酰胺]，分子式 $C_8H_9NO_2$，分子量 151.170，熔点 168～172℃，通常为白色结晶性粉末，无臭，味微苦，能溶于乙醇、丙酮和热水，微溶于水，不溶于石油醚及苯，通常由对氨基苯酚酰化制得。

用计算量的醋酐与对氨基苯酚在水中反应，可迅速完成 *N*-乙酰化而保留酚羟基。

$$HO\text{-}C_6H_4\text{-}NH_2 + (CH_3CO)_2O \longrightarrow HO\text{-}C_6H_4\text{-}NHCOCH_3 + CH_3COOH$$

四、实训用品

1. 仪器 圆底烧瓶（100mL，1 个）、温度计（250℃，1 支）、玻璃棒 1 根、吸滤瓶（1000mL，1 个）、布氏漏斗（80mm，1 个）、量筒（50mL 或 100mL，1 个）、表面皿 1 个、烧杯（大中小各 1 个）、水浴加热装置 1 套、熔点仪。

2. 试剂 对氨基苯酚、亚硫酸氢钠、醋酐、蒸馏水、活性炭。

五、实训步骤

1. 合成 于 100mL 圆底烧瓶中加入对氨基苯酚 10.6g，蒸馏水 30mL，醋酐 12mL，轻轻振摇成均相，再于 80℃水浴中加热 30 分钟，放冷，析晶，过滤，滤饼以 10mL 冷水洗 2 次，抽干，干燥，得对乙酰氨基酚粗品，称重。

流程：对氨基苯酚、蒸馏水、醋酐→反应 30 分钟→放冷→析晶→过滤→洗涤→抽干→干燥→粗品→称重

2. 精制 于 100mL 圆底烧瓶中加入对乙酰氨基酚粗品，每克用水 5mL，加热使固体溶解，稍冷后加入活性炭 1g，煮沸 5 分钟，在吸滤瓶中先加入亚硫酸氢钠 0.5g，趁热过滤，滤液放冷析晶，过滤，滤饼以 0.5%亚硫酸氢钠溶液 5mL 分 2 次洗涤，抽干，干燥，得白色的对乙酰氨基酚纯品，测定熔点。

流程：粗品→水溶→活性炭，煮沸→亚硫酸氢钠→趁热过滤→析晶→过滤→亚硫酸氢钠溶液分 2 次洗涤→抽干→干燥→纯品→测熔点

六、注意事项

1. 对氨基苯酚在空气中容易被氧化，因此用作原料的对氨基苯酚应为白色或淡黄色颗粒状结晶。
2. 亚硫酸氢钠浓度不宜太高。
3. 对氨基苯酚是对乙酰氨基酚合成中乙酰化反应不完全而带入到产品中的，也可能是因为储存不当使产品部分水解而产生的，是对乙酰氨基酚中的特殊杂质。

七、实训思考

1. 本实验条件下，为什么酰化的位置在氨基而不是羟基上？

2. 亚硫酸氢钠的作用是什么？
3. 为什么在加入活性炭前需要将溶液冷却？

八、实训评价

测试时间：　　　　年　　月　　日　　　　　　　　　　　　　　　　　　评价教师：

测试项目	指标分值	测评标准	得分
合成	2	1. 熟悉固体和液体药品的取用操作 2. 抽滤操作正确	
纯化	2	1. 活性炭、亚硫酸氢钠加入操作正确 2. 抽滤操作正确无误	
检验	2	1. 熟悉熔点测定操作 2. 收率计算正确	
实验态度	1	1. 遵守实验、实训规章制度、安全守则 2. 实验服保持清洁，认真操作，不高声谈笑	
实验习惯	3	1. 台面整洁、仪器摆放有序，爱护仪器、节约试剂 2. 操作规范，有条不紊，实训报告书写标准 3. 实验结束，能很好地做好收尾工作	
总分			

九、实训报告

1. 实训记录

项目	
对氨基苯酚质量（g）	
对乙酰氨基酚质量（g）	
产品颜色	
产品晶型（形状）	
熔点（℃）	
收率（%）	

2. 实训小结

（丁永良）

实训四　白醋中总酸度的测定

一、实训目的

（一）知识目标

1. 掌握白醋中总酸度的测定原理，熟练测定方法。

2. 熟悉移液管的使用方法和滴定操作技术、强碱滴定弱酸时指示剂的选择。
3. 了解指示剂的原理。

（二）能力目标

学会酸碱滴定操作全过程。

二、实训内容

1. 巩固碱式滴定管的润洗、洗涤、滴定等操作步骤。
2. 熟练使用吸量管。
3. 学会白醋中总酸度的测定方法，能正确记录实验数据、处理计算结果。

三、实训原理

白醋中的主要成分为乙酸（CH_3COOH），乙酸属弱酸类，其解离常数 $K_a=1.7\times10^{-5}$，可用氢氧化钠标准溶液直接滴定，滴定反应式为：

$$NaOH + CH_3COOH \xlongequal{} CH_3COONa + H_2O$$

计量点时，溶液呈弱碱性，其突跃范围为 pH 7.7～9.7，故通常选酚酞为指示剂，终点由无色至浅粉红色。由于空气中的 CO_2 可使酚酞褪色，故滴至溶液显浅粉红色，在 30s 内不褪色为终点。

四、实训用品

1. 仪器 移液管（25mL）、锥形瓶（250mL）、碱式滴定管（50mL）、量筒（50mL）。

2. 试剂 NaOH 标准溶液（0.1mol/L）、市售白醋、酚酞指示剂、蒸馏水。

五、实训步骤

用移液管移取乙酸试样 25.00mL 于 250mL 锥形瓶中，加蒸馏水 20mL，酚酞指示剂 2 滴，用 NaOH 溶液（规定浓度 0.10mol/L，实际浓度经标定后给出）滴至淡粉红色，且在 30 秒内不褪色为止。平行测定三次。记录 NaOH 溶液的用量，按照式（6-4-1）计算每 100mL 乙酸试样含 HAc 的质量（乙酸摩尔质量 M_{HAc}=60.05g/mol）。平行测定三份，计算平均偏差和相对平均偏差。

$$\rho_{HAc}=\frac{c_{NaOH}V_{NaOH}M_{HAc}}{V_s} \tag{6-4-1}$$

式中，ρ_{HAc}——白醋中的总酸度，g/L；
c_{NaOH}——NaOH 标准溶液的浓度，mol/L；
V_{NaOH}——滴定消耗 NaOH 标准溶液的体积，mL；
M_{HAc}——HAc 的摩尔质量，g/mol；
V_s——白醋试样的取样体积，mL。

六、注意事项

1. 白酸试样可用白醋（主要成分是 HAc，还含有少量的其他弱酸如乳酸，这样测定的是食醋的总酸度）或取浓乙酸（17mol/L）5.9mL 加蒸馏水至 1000mL 配制而成。不建议用普通食醋，因颜色过深，会影响终点判断。

2. 量取试液的移液管要先用待测试液润洗 3 次后才能准确移取。

七、实训思考

1. 以 NaOH 滴定乙酸属于哪种类型的滴定？计量点的 pH 如何计算？怎样选择指示剂？

2. 在滴定分析中，滴定管、移液管为何需用操作溶液润洗几次？滴定过程中使用锥形瓶或烧杯，是否也需要用操作试液润洗？为什么？

3. 要准确量取（移取）液体试样，应选择哪些容量器皿？

4. 滴定结束后，发现滴定管尖嘴外留有液滴，以及溅在锥形瓶壁上的液滴没有用蒸馏水冲下，它们对实验结果有何影响？

八、实训评价

测试时间：　　　年　　月　　日　　　　　　　　　　　　　　　　评价教师：

测试项目	指标分值	测评标准	项目得分
移液管的操作	2	能熟练使用移液管移取溶液	
碱式滴定管的操作	2	1. 能熟练使用碱式滴定管，掌握滴定操作 2. 会用酚酞指示剂判断滴定终点	
实验现象	2	1. 准确判断滴定终点 2. 准确记录实验数据	
实验态度	1	1. 遵守实验、实训规章制度、安全守则 2. 实验服保持清洁，认真操作，不高声谈笑	
实验习惯	3	1. 台面整洁、仪器摆放有序，爱护仪器、节约试剂 2. 操作规范，有条不紊 3. 实验结束，做好收尾工作	
总分			

九、实训报告

1. 实训记录

测定份数	1	2	3
消耗 NaOH 的体积（mL）			
白醋试样的总酸度（g/L）			
平均酸度（g/L）			
平均偏差	$\bar{d}$ =		
相对平均偏差	$R_{\bar{d}}$ =		

2. 实训小结

（王丽娟）

实训五 维生素 C 片剂的含量测定

一、实 训 目 的

（一）知识目标

1. 掌握维生素 C 片剂含量测定的原理和方法。
2. 熟悉正确的测定操作和有关计算。
3. 了解片剂含量测定时排除附加剂干扰的常用方法。

（二）能力目标

学会用碘滴定液测定维生素 C 片的含量。

二、实 训 内 容

1. 碘量法测定片剂中的维生素 C 含量。
2. 片剂中维生素 C 含量的计算。

三、实 训 原 理

《中国药典》现行版采用直接碘量法测定维生素 C 片剂的含量。滴定反应原理：维生素 C 分子结构中的连二烯醇基具有较强的还原性，在酸性溶液中，被碘定量地氧化，因此可以用直接碘量法测定维生素 C 的含量。滴定反应式如下：

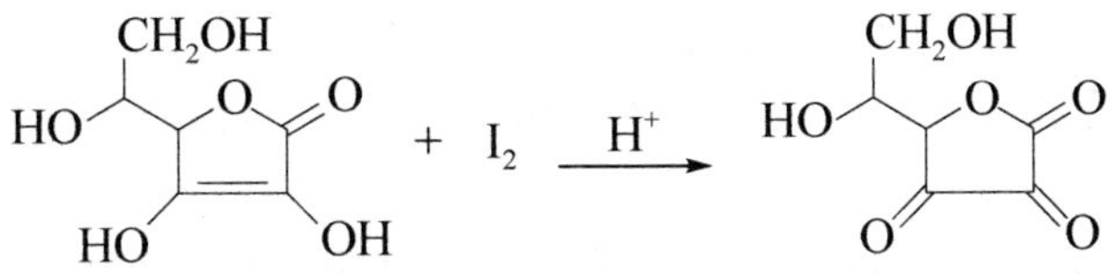

直接碘量法中用到的指示剂是淀粉指示剂，滴定终点前，因碘单质被消耗，因此溶液为无色，当滴定到达终点时，过量的碘即可与淀粉作用显蓝色。因维生素 C 片剂中不溶性辅料较多，因此需要通过过滤的方式除去，以免干扰终点颜色的观察。

片剂中有效成分的含量常用标示量（%）来表示，本品含维生素 C（$C_6H_8O_6$）应为标示量的 93.0%～107.0%。维生素 C 片剂的标示量计算公式如下：

$$\text{标示量}\% = \frac{V_{I_2} \times T \times F \times 10^{-3} \times \bar{W}}{m \times S} \times 100\% \qquad (6\text{-}5\text{-}1)$$

式中，V_{I_2}——消耗碘滴定液的体积，mL；

T——滴定度，mg/mL；

F——校正因子（碘滴定液的实际浓度/规定浓度）；

$\bar{W}$——平均片重，g；

m——取样量，g；

S——维生素 C 片剂标示量，mg。

四、实 训 用 品

1. 仪器 万分之一分析天平、烧杯、酸式滴定管（25mL）、玻璃棒、锥形瓶（250mL）、碘量瓶、量杯（筒）、滤纸、漏斗、镊子、称量瓶、容量瓶（100mL）、移液管（50mL）、研钵。

2. 试剂 维生素 C 片、碘滴定液（规定浓度 0.05mol/L）、稀乙酸（乙酸 60mL→1000mL）、淀粉指示剂（0.5%，现配现用）、新沸过的冷水。

五、实 训 步 骤

1. 维生素 C 片剂平均片重的测定 用分析天平称量出空称量瓶的重量（W_1），再用小镊子将 20 片维生素 C 片放入称量瓶内，注意不要污染药片，用分析天平精密称取总重（W_2），W_2-W_1 即为 20 片的总重量，计算平均片重（$\bar{W}$）。

2. 滴定过程 将上述 20 片维生素 C 片放入研钵，研细，精密称取细粉适量（约相当于维生素 C 0.2g），置 100mL 容量瓶中，加新沸过的冷水 100mL 与稀乙酸 10mL 的混合液适量，振摇，使维生素 C 溶解并稀释至刻度，摇匀，迅速滤过，用移液管精密量取续滤液 50mL，加淀粉指示剂 1mL，立即用碘滴定液（0.05mol/L）滴定，至溶液显蓝色并在 30 秒钟内不褪色。每 1mL 碘滴定液（0.05mol/L）相当于 8.806mg 的 $C_6H_8O_6$。平行测定三份，考察操作的精密度。

3. 计算 按照实训原理中的计算公式，计算维生素 C 片剂的标示量，填写实训报告（原始记录及测定结果）。

六、注 意 事 项

1. 测定中加入稀乙酸，是使滴定在酸性溶液中进行，在酸性介质中维生素 C 受空气中氧的氧化速度减慢，但样品溶于稀酸后仍需立即进行滴定。

2. 应以重新煮沸冷却的水作为溶媒，目的是减少水中溶解氧对测定的干扰。

3. 取样量（m）计算公式：m=（1±10%）主药规定量×每片规定重量/每片标示量。在此范围的取样重量均可以。

4. 滴定时，取用的样品一定是测过平均片重的药片方可研细使用，不得另外挑选药品。

5. 过滤时应快速滤完，以免空气中的氧气氧化维生素 C，使测定结果偏低。

6. 滴定读数需要准确，眼睛应置于凹液面和刻度线相切处，不可仰视或俯视。

七、实 训 思 考

1. 维生素 C 片剂的含量测定为什么选择直接碘量法？
2. 如何排除片剂中辅料的影响？
3. 碘滴定液应使用哪种滴定管？
4. 滴定过程中有哪些因素会导致测定结果偏差？应采取哪些措施避免误差？

八、实 训 评 价

测试时间：　　　　年　　月　　日　　　　　　　　　　　　　　评价教师：

测试项目	指标分值	测评标准	项目得分
分析天平的使用	1	能规范使用分析天平	

续表

测试项目	指标分值	测评标准	项目得分
移液管的操作	1	能熟练使用移液管移取溶液	
酸式滴定管的操作	3	1. 能正确使用酸式滴定管，掌握滴定操作 2. 会用淀粉指示剂判断滴定终点 3. 能正确读数	
实验结果	2	1. 平均片重的测定是否准确 2. 滴定结果是否准确	
实验态度	1	1. 遵守实验、实训规章制度、安全守则 2. 实验服保持清洁，认真操作，不高声谈笑	
实验习惯	2	1. 台面整洁、仪器摆放有序，爱护仪器、节约试剂 2. 操作规范，有条不紊，做好收尾工作	
总分			

九、实训报告

1. 药品检验记录和结果

检验日期__________ 温度__________ 相对湿度__________

检验依据____________________ 检验目的__________

【含量测定】

滴定液 F 值：______ 滴定度（T）：______ 滴定管：____色____mL 取样量：______片

平均片重：______g（W_2：______g；W_1：______g）

数据记录：	样品1	样品2	样品3
供试品取样量（g）：	______	______	______
消耗滴定液体积（mL）：	终读数 － 初读数 消耗体积	终读数 － 初读数 消耗体积	终读数 － 初读数 消耗体积

样品Ⅰ：维生素C片标示量（%）=

样品Ⅱ：维生素C片标示量（%）=

样品Ⅲ：维生素C片标示量（%）=

标准规定：本品含维生素C（$C_6H_8O_6$）应为标示量的93.0%～107.0%。

检验结果：

检验人： 校对人：

2. 实训小结

（王丽娟）

实训六　自来水的硬度测定

一、实 训 目 的

(一) 知识目标

1. 掌握配位滴定法测定自来水硬度的方法。
2. 理解配位滴定法测定水的硬度的原理及方法，铬黑 T 指示剂的使用条件和终点变化。
3. 了解常用的硬度表示方法。

(二) 能力目标

学会用 EDTA（乙二胺四乙酸）做滴定液测定水的硬度。

二、实 训 内 容

1. 测定水中 Ca^{2+}、Mg^{2+}的总含量。
2. 测定水中 Ca^{2+}的含量。

三、实 训 原 理

水的总硬度指水中 Ca^{2+}、Mg^{2+}的总浓度，其中包括碳酸盐硬度（即通过加热能以碳酸盐形式沉淀下来的 Ca^{2+}、Mg^{2+}，故又叫暂时硬度）和非碳酸盐硬度（即加热后不能沉淀下来的那部分 Ca^{2+}、Mg^{2+}，又称永久硬度）。

碳酸盐硬度：主要是由钙和镁的碳酸氢盐[$Ca(HCO_3)_2$、$Mg(HCO_3)_2$]所形成的硬度，还有少量的碳酸盐硬度。碳酸氢盐硬度经加热之后分解成沉淀物从水中除去，故亦称为暂时硬度。

非碳酸盐硬度：主要是由钙和镁的硫酸盐、氯化物和硝酸盐等盐类所形成的硬度。这类硬度不能用加热分解的方法除去，故也称为永久硬度，如 $CaSO_4$、$MgSO_4$、$CaCl_2$、$MgCl_2$、$Ca(NO_3)_2$、$Mg(NO_3)_2$ 等。

水硬度的表示方法很多，在我国主要采用两种表示方法有：①以度计，如每升水中含有 10mg CaO 为 1 度(°)，如用质量浓度表示，则为 ρ_{CaO} =10mg/L；②用 $CaCO_3$ 含量表示，如 1L 水里含有碳酸钙($CaCO_3$) 10mg，如用质量浓度表示，则为 ρ_{CaCO_3} =10mg/L。

水的硬度测定一般采用配位滴定法，用 EDTA 标准溶液滴定待测水样，以铬黑 T（EBT）作指示剂，在 pH≈10 的 $NH_3 \cdot H_2O\text{-}NH_4Cl$ 缓冲溶液中进行。

滴定前：

$$\underset{\text{蓝色}}{EBT} + Me(Ca^{2+}、Mg^{2+}) \rightleftharpoons \underset{\text{紫红色}}{Me\text{-}EBT}$$

滴定开始至化学计量点前：

$$Me + H_2Y^{2-} \rightleftharpoons MeY^{2-} + 2H^+$$

终点时：

$$\underset{\text{紫红色}}{Me\text{-}EBT} + H_2Y^{2-} \rightleftharpoons MeY^{2-} + \underset{\text{蓝色}}{EBT} + 2H^+$$

溶液由紫红色变为蓝色，指示终点到达。

测定 Ca^{2+}的含量时，需另取水样，加氢氧化钠调节溶液的 pH 为 12～13，使 Mg^{2+}生成 $Mg(OH)_2$ 沉淀，加入钙指示剂，用 EDTA 滴定，从而测定出水中 Ca^{2+}的含量。已知 Ca^{2+}、Mg^{2+}总含量及 Ca^{2+}的含量，即可得出 Mg^{2+}的含量。

四、实训用品

1. 仪器 移液管（25mL）、锥形瓶（250mL）、酸式滴定管（50mL）、量筒（10mL）、天平等。

2. 试剂 自来水、EDTA 标准溶液（0.005mol/L）、pH≈10.0 的 $NH_3 \cdot H_2O\text{-}NH_4Cl$ 缓冲溶液、铬黑 T 指示剂、钙指示剂、10%的 NaOH 溶液等。

五、实训步骤

1. 水中 Ca^{2+}、Mg^{2+}总含量的测定 用移液管移取水样 25mL 于 250mL 锥形瓶中，加 $NH_3 \cdot H_2O\text{-}NH_4Cl$ 缓冲溶液（pH≈10.0）5mL，铬黑 T 指示剂 2～3 滴，摇匀。此时溶液为紫红色，以 0.005mol/L EDTA 标准溶液滴定至纯蓝色，即为终点。记录所消耗的 EDTA 标准溶液的体积。平行测定三次。

2. 水中 Ca^{2+}含量的测定 用移液管移取水样 25mL 于 250mL 锥形瓶中，加入 2mL 10%的 NaOH 溶液，摇匀。再加入约 0.01g 钙指示剂，摇匀，此时溶液呈淡紫红色。用 0.005mol/L EDTA 标准溶液滴定至纯蓝色，即为终点。记录所消耗的 EDTA 标准溶液的体积。平行测定三次。

3. 水中 Mg^{2+}含量的测定 由钙、镁离子总含量减去钙离子含量。

4. 用 $CaCO^3$ 的含量（mg/L）表示

$$\rho_{CaCO_3} = \frac{M_{CaCO_3} \times V_{EDTA} \times c_{EDTA}}{V_{水样}} \times 10^3 \tag{6-6-1}$$

式中，c_{EDTA}—EDTA 标准溶液的浓度，mol/L；

V_{EDTA}—消耗 EDTA 标准溶液的体积，mL；

M_{CaCO_3}—$CaCO_3$ 的摩尔质量，100g/mol；

$V_{水样}$—水样的体积，mL。

六、注意事项

当水的硬度较大时，在 pH≈10 附近会析出 $MgCO_3$、$CaCO_3$ 沉淀使溶液变浑浊。在这种情况下，滴定至“终点”时，常出现返回现象，使终点难以确定，滴定的重复性差。为了防止沉淀析出，可按以下步骤进行酸度调节：量取水样 100mL 置于锥形瓶中，投入一小块刚果红试纸，用盐酸（6mol/L）酸化至试纸变色，振摇 2 分钟，然后从“加入缓冲溶液”开始如上操作。

七、实训思考

1. 说明水的硬度计算公式的来源。
2. 用 EDTA 做滴定液测定水的硬度时，哪些离子存在干扰？如何消除？
3. 为什么在测定 Ca^{2+}、mg^{2+}总含量时，要用缓冲溶液调节溶液的 pH 为 10 左右？

八、实训评价

测试时间：　　　　年　　月　　日　　　　　　　　　　　　　　　　评价教师：

测试项目	指标分值	测评标准	项目得分
移液管的操作	2	能熟练使用移液管移取溶液	
酸式滴定管的操作	2	1. 能正确使用酸式滴定管，熟悉滴定操作 2. 会用铬黑T指示剂判断滴定终点	
实验现象	2	1. 准确判断滴定终点 2. 准确记录实验数据	
实验态度	2	1. 遵守实验、实训规章制度、安全守则 2. 实验服保持清洁，认真操作，不高声谈笑	
实验习惯	2	1. 台面整洁、仪器摆放有序，爱护仪器、节约试剂 2. 操作规范，有条不紊，实验结束，做好收尾工作	
总分			

九、实训报告

1. 实训记录及数据处理

（1）水中Ca^{2+}、Mg^{2+}总含量的测定

EDTA标准溶液的浓度（mol/L）：＿＿＿＿＿

项目	第一次	第二次	第三次
自来水体积（mL）			
滴定初始读数（mL）			
滴定终点读数（mL）			
V_{EDTA}（mL）			
总含量（mg/L）			
总含量平均值（mg/L）			
平均偏差（$\bar{d}$）			
相对平均偏差（$R_{\bar{d}}$）			

（2）水中Ca^{2+}含量的测定

EDTA标准溶液的浓度（mol/L）：＿＿＿＿＿

项目	第一次	第二次	第三次
自来水体积（mL）			
滴定初始读数（mL）			
滴定终点读数（mL）			
V_{EDTA}（mL）			
Ca^{2+}含量（mg/L）			
Ca^{2+}平均含量（mg/L）			
平均偏差（$\bar{d}$）			
相对平均偏差（$R\bar{d}$）			

2. 实训小结

（张稳稳）

实训七 橙皮中提取柠檬烯

一、实训目的

（一）知识目标

1. 掌握水蒸气蒸馏、萃取分离操作。
2. 理解水蒸气蒸馏的原理及适用条件。
3. 了解柠檬烯的结构与性质。

（二）能力目标

学会水蒸气蒸馏装置安装及操作，学会萃取分液操作。

二、实训内容

水蒸气蒸馏法提取橙皮中的柠檬烯。

三、实训原理

柠檬烯是一种单环萜类化合物，它是一种无色或淡黄色油状液体，沸点为 176～177℃，折光率 n_D^{20}=1.4272，比旋光度[α_D^{20}]=+126.6°。柠檬烯分子中含有一个手性碳，存在一对对映异构体，*R*-（+）-异构体存在于柠檬油、橙皮油中，是柠檬、橙子和柚子果皮精油的主要成分，其结构如下：

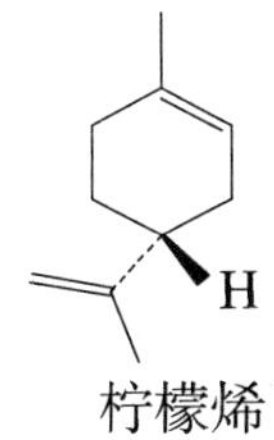

柠檬烯

从橙皮中提取柠檬烯通常采用水蒸气蒸馏的方法。本实验先将柠檬烯用水蒸气蒸馏的方法从橙皮中提取出来，再用二氯甲烷萃取，蒸去二氯甲烷后，得到的残液即为橙皮精油，其主要成分为柠檬烯。分离得到的产品可以通过测定折光率、比旋光度等方法进行简单定性。

四、实训用品

1. 仪器 水蒸气蒸馏装置一套、分液漏斗、折光仪、旋光仪。

2. 试剂 新鲜橙皮、二氯甲烷、无水硫酸钠。

五、实 训 步 骤

1. 将 2～4 个橙皮剪成小的碎片，投入 250mL 圆底烧瓶中，加入约 30mL 水，按照第四章基础性实验实训八中的装置图安装水蒸气蒸馏装置。

2. 松开弹簧夹，加热水蒸气发生器至水沸腾，待 T 形管支管口有大量水蒸气冒出时夹紧弹簧夹，打开冷凝水，进行水蒸气蒸馏，当馏出液收集 60～70mL 时，停止蒸馏。

3. 将馏出液转移至分液漏斗中，每次用 10mL 二氯甲烷萃取三次，合并萃取液，置于锥形瓶中，用适量无水硫酸钠干燥。

4. 滤除干燥剂，水浴加热蒸出大部分溶剂，再用水泵减压抽除残余的二氯甲烷，残余液体即为橙皮精油，观察记录其外观、颜色，测定其折光率和比旋光度。

六、注 意 事 项

1. 橙皮最好用新鲜的。
2. 实验过程中正确操作，注意观察，防止热水喷出伤人。
3. 考虑到环保问题，最后可不用二氯甲烷萃取，将全班各组馏出液合并进行蒸馏。
4. 条件具备，可用气相色谱仪粗略分析精油中柠檬烯的含量。

七、实 训 思 考

1. 能用水蒸气蒸馏提纯的物质应具备什么性质特点？
2. 能否采用常压蒸馏装置，把水和柠檬烯加在一起直接蒸馏？

八、实 训 评 价

测试时间：　　　年　　月　　日　　　　　　　　　　　　　　　评价教师：

测试项目	指标分值	测评标准	项目得分
水蒸气蒸馏装置	2	安装过程规范、装置正确美观	
水蒸气蒸馏操作	2	正确操作无差错	
分液漏斗使用	1	能正确使用分液漏斗	
实验态度	2	1. 遵守实验、实训规章制度、安全守则 2. 实验服保持清洁，认真操作，不高声谈笑	
实验习惯	3	1. 台面整洁、仪器摆放有序，爱护仪器、节约试剂 2. 操作规范，有条不紊 3. 实验结束，做好收尾工作	
总分			

九、实 训 报 告

1. 绘出水蒸气蒸馏装置示意图

2. 简要描述水蒸气蒸馏操作过程

3. 描述产品性状

外观颜色：

折光率：

比旋光度：

4. 实训小结

（季卫刚）

实训八 茶叶中咖啡因的提取

一、实 训 目 的

（一）知识目标

1. 掌握回流、抽滤、升华等基本操作。
2. 理解从茶叶中提取咖啡因的原理、提取及分离的方法。
3. 了解咖啡因的结构和主要理化性质。

（二）能力目标

学会用回流、抽滤、升华等操作从茶叶中提取和精制咖啡因。

二、实 训 内 容

1. 从茶叶中粗提咖啡因。
2. 用蒸馏的方法浓缩粗提液。
3. 用焙炒和升华法分离精制咖啡因。

三、实 训 原 理

茶叶中含有多种生物碱，其中以咖啡因（又称咖啡碱）为主，占 1%～5%，另外还含有 11%～12% 的丹宁酸（又名鞣酸），0.6%的色素、纤维素、蛋白质等。

咖啡因是杂环化合物嘌呤的衍生物，它的化学名称是 1, 3, 7-三甲基-2, 6-二氧嘌呤，其结构如下：

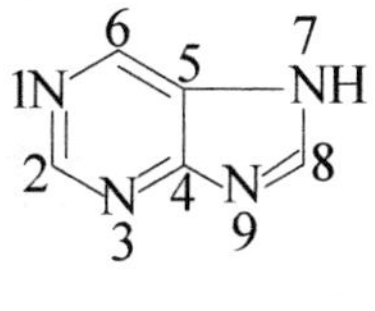

1N 6 5 7 NH 8 2 N 3 4 N 9

嘌呤

O H_3C—N N—CH_3 O N N CH_3

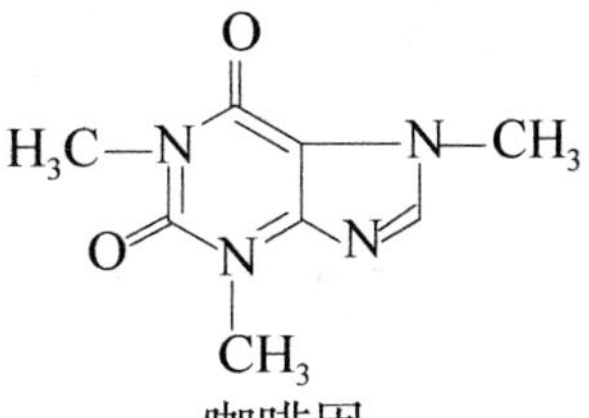

咖啡因

咖啡因是弱碱性化合物，易溶于氯仿（12.5%）、水（2%）及乙醇（2%）等。在苯中的溶解度为1%。丹宁酸易溶于水和乙醇，难溶于苯。

含结晶水的咖啡因是无色针状结晶，味苦，能溶于水、乙醇、氯仿等。在100℃时即失去结晶水，并开始升华，120℃时升华相当显著，至178℃时升华很快。无水咖啡因的熔点为234.5℃。

为了提取茶叶中的咖啡因，往往利用适当的溶剂（如氯仿、乙醇、苯等）可以将咖啡因从茶叶中提取出来，然后再经过蒸馏、利用升华等操作进行精制。

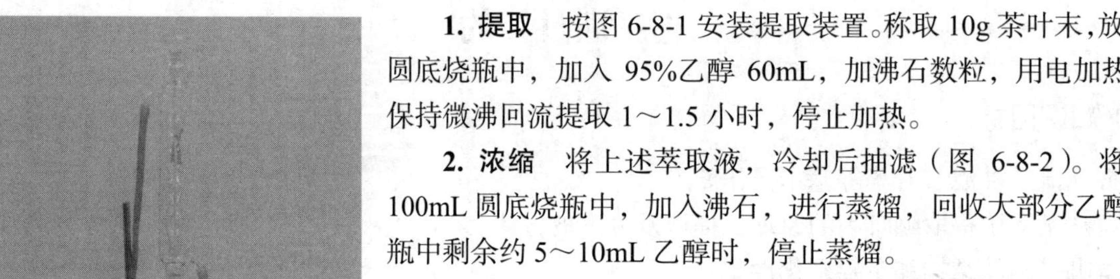

四、实 训 用 品

1. 仪器 电子天平、加热套、圆底烧瓶（100mL、250mL）、球形冷凝管、抽滤装置、蒸馏瓶、直形冷凝管、蒸发皿、玻璃漏斗、滤纸、熔点测定仪、刮刀、真空泵。

2. 试剂 茶叶、95%乙醇、生石灰。

五、实 训 步 骤

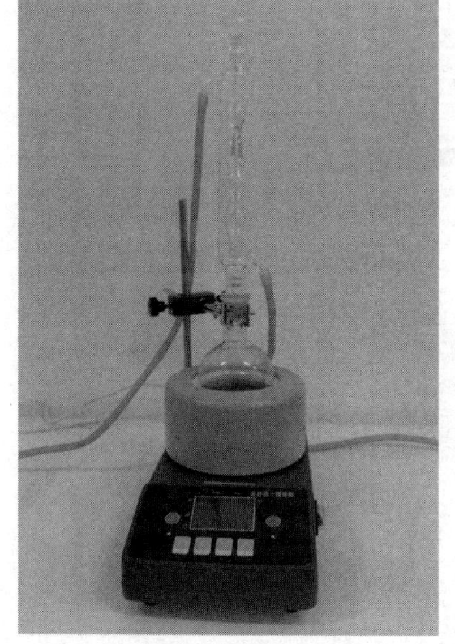

图 6-8-1 提取装置

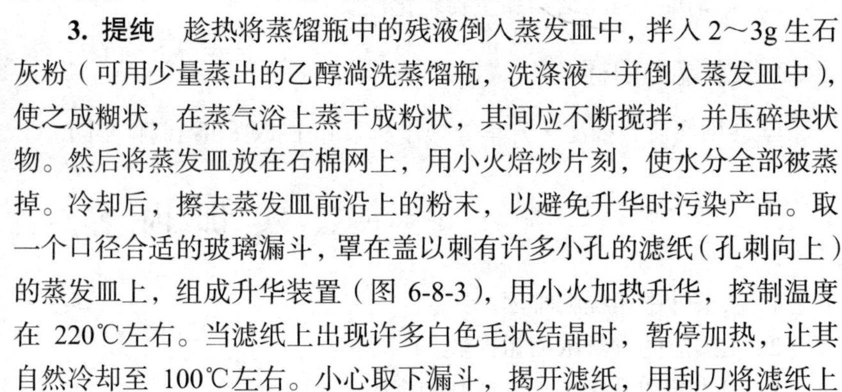

1. 提取 按图6-8-1安装提取装置。称取10g茶叶末，放入250mL圆底烧瓶中，加入95%乙醇60mL，加沸石数粒，用电加热套加热，保持微沸回流提取1～1.5小时，停止加热。

2. 浓缩 将上述萃取液，冷却后抽滤（图6-8-2）。将滤液倒入100mL圆底烧瓶中，加入沸石，进行蒸馏，回收大部分乙醇。当蒸馏瓶中剩余约5～10mL乙醇时，停止蒸馏。

3. 提纯 趁热将蒸馏瓶中的残液倒入蒸发皿中，拌入2～3g生石灰粉（可用少量蒸出的乙醇淌洗蒸馏瓶，洗涤液一并倒入蒸发皿中），使之成糊状，在蒸气浴上蒸干成粉状，其间应不断搅拌，并压碎块状物。然后将蒸发皿放在石棉网上，用小火焙炒片刻，使水分全部被蒸掉。冷却后，擦去蒸发皿前沿上的粉末，以避免升华时污染产品。取一个口径合适的玻璃漏斗，罩在盖以刺有许多小孔的滤纸（孔刺向上）的蒸发皿上，组成升华装置（图6-8-3），用小火加热升华，控制温度在220℃左右。当滤纸上出现许多白色毛状结晶时，暂停加热，让其自然冷却至100℃左右。小心取下漏斗，揭开滤纸，用刮刀将滤纸上和器皿周围的咖啡因刮下。残渣经搅拌混合后用较大的火再加热，再升华一次。合并两次收集的咖啡因，称重、测其熔点。

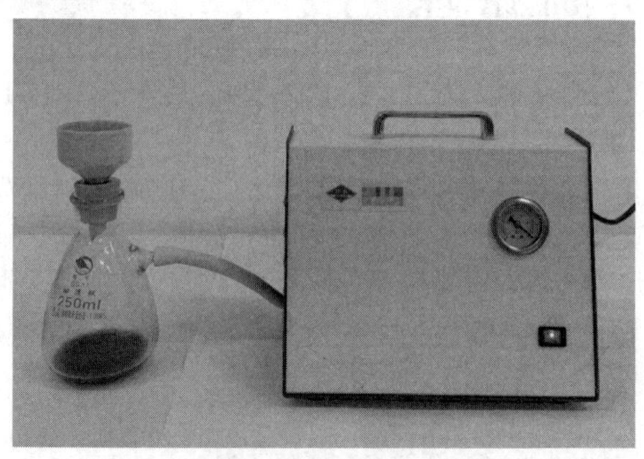

图 6-8-2 抽滤装置

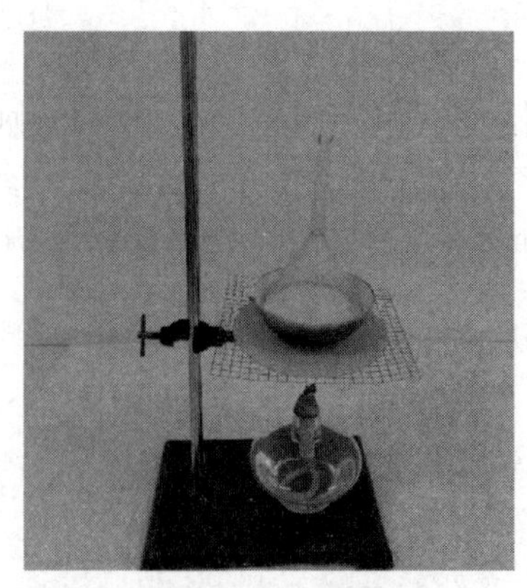

图 6-8-3 升华装置

六、注意事项

1. 许多有机化学反应需使反应混合物保持较长时间的沸腾才能完成，为防止反应物蒸气的逸出，常用回流冷凝装置，使蒸气在冷凝管冷凝后，反流回反应容器中。

2. 提取时间视提取液的颜色而定，若提取液的颜色很淡，即可停止提取。

3. 抽滤装置中滤纸的大小以能盖住布氏漏斗的所有小孔为宜；过滤时，首先用溶剂将滤纸湿润，开动真空泵，使滤纸紧贴在漏斗上；然后小心地将要过滤的混合物倒入漏斗中，使固体均匀地分布在整个滤纸上，直到无液体流下为止，为了尽量将液体滤净，可用玻璃瓶塞挤压被过滤的固体。

4. 蒸馏时不宜蒸得太干，否则残液很黏不易转移。

5. 升华操作是本实验的关键。升华过程中，始终需用小火间接加热。如果温度过高，则会使产品发黄，影响产品质量。

七、实训思考

1. 为什么本实验要用茶叶末，而不用完整茶叶？
2. 升华前加入生石灰的作用是什么？
3. 升华装置中，为什么要在蒸发皿上覆盖刺有小孔的滤纸？漏斗颈为什么塞棉花？

八、实训评价

测试时间：　　年　　月　　日　　　　评价教师：

测试项目	指标分值	测评标准	项目得分
粗提	2	1. 安装和拆卸提取装置顺序正确 2. 提取效果（提取液变色）明显	
浓缩及焙炒	2	1. 浓缩液全部转移 2. 生石灰研细且焙炒除尽水分	
升华	2	1. 熔点测定操作正确 2. 残渣回收正确	
实验态度	2	1. 遵守实验、实训规章制度、安全守则 2. 实验服保持清洁，认真操作，不高声谈笑	
实验习惯	2	1. 台面整洁、仪器摆放有序，爱护仪器、节约试剂 2. 实验结束，能做好收尾工作	
总分			

九、实训报告

1. 实训记录及数据处理

原料（茶叶）		产品（咖啡因）		
性状	质量	性状	质量	熔点

2. 实训小结

（蒋　文）

附　录

附录一　常用酸碱的相对密度和浓度

试剂名称	相对密度	ω（质量分数）	c(mol/L)
盐酸	1.18～1.19	36%～38%	11.6～12.4
硝酸	1.39～1.40	65%～68%	14.4～15.2
硫酸	1.83～1.84	95%～98%	17.8～18.4
磷酸	1.69	85%	14.6
高氯酸	1.67～1.68	70%～72%	11.7～12.0
氢氟酸	1.13～1.14	40%	22.5
氢溴酸	1.49	47%	8.6
冰醋酸	1.05	99.8%（GR） 99.0%（CR）	17.4
乙酸	1.05	36%～37%	6.0
氨水	0.88～0.90	25%～28%	13.3～14.8
三乙醇胺	1.12	/	7.5
氢氧化钠	1.109	10%	2.8

附录二　一些质子酸的解离常数（298.15K）

名称	化学式	K_a	pK_a	名称	化学式	K_a	pK_a
乙酸	HAc	1.76×10^{-5}	4.75	水	H_2O	1.00×10^{-14}	14.0
氢氰酸	HCN	6.2×10^{-10}	9.21	硼酸	H_3BO_3	5.8×10^{-10}	9.24
甲酸	HCOOH	1.77×10^{-4}	3.74	过氧化氢	H_2O_2	2.2×10^{-12}	11.65
碳酸	H_2CO_3	$K_{a1}=4.30\times10^{-7}$	6.38	硫代硫酸	$H_2S_2O_3$	$K_{a1}=0.25$	0.60
		$K_{a2}=5.61\times10^{-11}$	10.25			$K_{a2}=1.9\times10^{-2}$	1.72
氢硫酸	H_2S	$K_{a1}=1.3\times10^{-7}$	6.89	铬酸	H_2CrO_4	$K_{a1}=1.8\times10^{-1}$	0.74
		$K_{a2}=7.1\times10^{-15}$	14.15			$K_{a2}=3.2\times10^{-7}$	6.49
草酸	$H_2C_2O_4$	$K_{a1}=5.9\times10^{-2}$	2.23	邻苯二甲酸	$C_6H_4(COOH)_2$	$K_{a1}=1.1\times10^{-3}$	2.95
		$K_{a2}=6.4\times10^{-5}$	4.19			$K_{a2}=2.9\times10^{-6}$	5.54
磷酸	H_3PO_4	$K_{a1}=7.6\times10^{-3}$	2.12	柠檬酸	$C_6H_8O_7$	$K_{a1}=7.4\times10^{-4}$	3.13
		$K_{a2}=6.3\times10^{-8}$	7.20			$K_{a2}=1.7\times10^{-5}$	4.76
		$K_{a3}=4.5\times10^{-13}$	12.36			$K_{a3}=4.0\times10^{-7}$	6.40

续表

名称	化学式	K_a	pK_a	名称	化学式	K_a	pK_a
亚磷酸	H_3PO_3	$K_{a1}=3.7\times10^{-2}$	1.43	亚砷酸	H_3AsO_3	5.1×10^{-10}	9.29
		$K_{a2}=2.9\times10^{-7}$	6.54	酒石酸	$C_4H_6O_6$	$K_{a1}=9.1\times10^{-4}$	3.04
氢氟酸	HF	6.8×10^{-4}	3.17			$K_{a2}=4.3\times10^{-5}$	4.37
硫酸	H_2SO_4	$K_{a1}=1.0\times10^{3}$		苯酚	C_6H_5OH	1.1×10^{-10}	9.95
		$K_{a2}=1.0\times10^{-2}$	1.99	苯甲酸	C_6H_5COOH	6.2×10^{-5}	4.21
亚硫酸	H_2SO_3	$K_{a1}=1.2\times10^{-2}$	1.91	羟胺	NH_2OH	1.1×10^{-6}	5.96
		$K_{a2}=1.6\times10^{-8}$	7.18	肼	NH_2NH_2	8.5×10^{-9}	8.07
碘酸	HIO_3	0.49	0.31	氨水	NH_3	5.59×10^{-10}	9.25
次氯酸	HClO	4.6×10^{-11}	10.33	甲胺	CH_5N	2.3×10^{-11}	10.64
次溴酸	HBrO	2.3×10^{-9}	8.63	苯胺	$C_6H_5NH_2$	2.51×10^{-5}	4.60
次碘酸	HIO	2.3×10^{-11}	10.64	乙醇胺	C_2H_7ON	3.18×10^{-10}	9.50
亚氯酸	$HClO_2$	1.1×10^{-2}	1.95	吡啶	C_5H_5N	5.90×10^{-6}	5.23
亚硝酸	HNO_2	7.1×10^{-4}	3.15	乙胺	$C_2H_5NH_2$	2.0×10^{-11}	10.70
砷酸	H_3AsO_4	$K_{a1}=6.2\times10^{-3}$	2.21				
		$K_{a2}=1.2\times10^{-7}$	6.93				
		$K_{a3}=3.1\times10^{-12}$	11.51				

附录三　常用酸碱指示剂

序号	名称	pH 变色范围	酸式色	碱式色	pK_a	浓度
1	甲基紫（第一次变色）	0.13～0.5	黄	绿	0.8	0.1%水溶液
2	甲酚红（第一次变色）	0.2～1.8	红	黄	–	0.04%乙醇（50%）溶液
3	甲基紫（第二次变色）	1.0～1.5	绿	蓝	–	0.1%水溶液
4	百里酚蓝（第一次变色）	1.2～2.8	红	黄	1.65	0.1%乙醇（20%）溶液
5	茜素黄 R（第一次变色）	1.9～3.3	红	黄	–	0.1%水溶液
6	甲基紫（第三次变色）	2.0～3.0	蓝	紫	–	0.1%水溶液
7	甲基黄	2.9～4.0	红	黄	3.3	0.1%乙醇（90%）溶液
8	溴酚蓝	3.0～4.6	黄	蓝	3.85	0.1%乙醇（20%）溶液
9	甲基橙	3.1～4.4	红	黄	3.40	0.1%水溶液
10	溴甲酚绿	3.8～5.4	黄	蓝	4.68	0.1%乙醇（20%）溶液
11	甲基红	4.4～6.2	红	黄	4.95	0.1%乙醇（60%）溶液
12	溴百里酚蓝	6.0～7.6	黄	蓝	7.1	0.1%乙醇（20%）
13	中性红	6.8～8.0	红	黄	7.4	0.1%乙醇（60%）溶液
14	酚红	6.8～8.0	黄	红	7.9	0.1%乙醇（20%）溶液
15	甲酚红（第二次变色）	7.2～8.8	黄	红	8.2	0.04%乙醇（50%）溶液
16	百里酚蓝（第二次变色）	8.0～9.6	黄	蓝	8.9	0.1%乙醇（20%）溶液
17	酚酞	8.2～10.0	无色	紫红	9.4	0.1%乙醇（60%）溶液
18	百里酚酞	9.4～10.6	无色	蓝	10.0	0.1%乙醇（90%）溶液
19	茜素黄 R（第二次变色）	10.1～12.1	黄	紫	11.16	0.1%水溶液
20	靛胭脂红	11.6～14.0	蓝	黄	12.2	25%乙醇（50%）溶液

附录四　常用缓冲溶液的配制和 pH

序号	溶液名称	配制方法	pH
1	氯化钾-盐酸	13.0mL 0.2mol/L HCl 与 25.0mL 0.2mol/L KCl 混合均匀后，加水稀释至 100mL	1.7
2	氨基乙酸-盐酸	在 500mL 水中溶解氨基乙酸 150g，加 480mL 浓盐酸，再加水稀释至 1L	2.3
3	一氯乙酸-氢氧化钠	在 200mL 水中溶解 2g 一氯乙酸后，加 40g NaOH，溶解完全后再加水稀释至 1L	2.8
4	邻苯二甲酸氢钾-盐酸	将 25.0mL 0.2mol/L 的邻苯二甲酸氢钾溶液与 6.0mL 0.1mol/L HCl 混合均匀，加水稀释至 100mL	3.6
5	邻苯二甲酸氢钾-氢氧化钠	将 25.0mL 0.2mol/L 的邻苯二甲酸氢钾溶液与 17.5mL 0.1mol/L NaOH 混合均匀，加水稀释至 100mL	4.8
6	六亚甲基四胺-盐酸	在 200mL 水中溶解六亚甲基四胺 40g，加浓盐酸 10mL，再加水稀释至 1L	5.4
7	磷酸二氢钾-氢氧化钠	将 25.0mL 0.2mol/L 的磷酸二氢钾与 23.6mL 0.1mol/L NaOH 混合均匀，加水稀释至 100mL	6.8
8	硼酸-氯化钾-氢氧化钠	将 25.0mL 0.2mol/L 的硼酸-氯化钾与 4.0mL 0.1mol/L NaOH 混合均匀，加水稀释至 100mL	8.0
9	氯化铵-氨水	将 0.1mol/L 氯化铵与 0.1mol/L 氨水以 2∶1 比例混合均匀	9.1
10	硼酸-氯化钾-氢氧化钠	将 25.0mL 0.2mol/L 的硼酸-氯化钾与 43.9mL 0.1mol/L NaOH 混合均匀，加水稀释至 100mL	10.0
11	氨基乙酸-氯化钠-氢氧化钠	将 49.0mL 0.1mol/L 氨基乙酸-氯化钠与 51.0mL 0.1mol/L NaOH 混合均匀	11.6
12	磷酸氢二钠-氢氧化钠	将 50.0mL 0.05mol/L Na_2HPO_4 与 26.9mL 0.1mol/L NaOH 混合均匀，加水稀释至 100mL	12.0
13	氯化钾-氢氧化钠	将 25.0mL 0.2mol/L KCl 与 66.0mL 0.2mol/L NaOH 混合均匀，加水稀释至 100mL	13.0

附录五　常见难溶化合物的溶度积常数(298.15K)

难溶化合物	K_{sp}	难溶化合物	K_{sp}
AgAc	1.94×10^{-3}	$Co(OH)_2$（新析出）	1.6×10^{-15}
AgBr	5.35×10^{-13}	$Co(OH)_3$	1.6×10^{-44}
Ag_2CO_3	8.46×10^{-12}	α-CoS（新析出）	4.0×10^{-21}
AgCl	1.77×10^{-10}	β-CoS（陈化）	2.0×10^{-25}
$Ag_2C_2O_4$	5.40×10^{-12}	$Cr(OH)_3$	6.3×10^{-31}
Ag_2CrO_4	1.12×10^{-12}	CuBr	6.27×10^{-9}
$Ag_2Cr_2O_7$	2.0×10^{-7}	CuCN	3.47×10^{-20}
AgI	8.52×10^{-17}	$CuCO_3$	1.4×10^{-10}
$AgIO_3$	3.17×10^{-8}	CuCl	1.72×10^{-7}
$AgNO_2$	6.0×10^{-4}	$CuCrO_4$	3.6×10^{-6}
AgOH	2.0×10^{-8}	CuI	1.27×10^{-12}
Ag_3PO_4	8.89×10^{-17}	CuOH	1.0×10^{-14}
Ag_2S	6.3×10^{-50}	$Cu(OH)_2$	2.2×10^{-20}
Ag_2SO_4	1.20×10^{-5}	$Cu_3(PO_4)_2$	1.40×10^{-37}
$Al(OH)_3$	1.3×10^{-33}	$Cu_2P_2O_7$	8.3×10^{-16}
AuCl	2.0×10^{-13}	CuS	6.3×10^{-36}
$AuCl_3$	3.2×10^{-25}	Cu_2S	2.5×10^{-48}
$Au(OH)_3$	5.5×10^{-46}	$FeCO_3$	3.2×10^{-11}
$BaCO_3$	2.58×10^{-9}	$FeC_2O_4\cdot2H_2O$	3.2×10^{-7}

续表

难溶化合物	K_{sp}	难溶化合物	K_{sp}
BaC_2O_4	1.6×10^{-7}	$Fe(OH)_2$	4.87×10^{-17}
$BaCrO_4$	1.17×10^{-10}	$Fe(OH)_3$	2.79×10^{-39}
BaF_2	1.84×10^{-7}	FeS	6.3×10^{-18}
$Ba_3(PO_4)_2$	3.4×10^{-23}	Hg_2Cl_2	1.43×10^{-18}
$BaSO_3$	5.0×10^{-10}	Hg_2I_2	5.2×10^{-29}
$BaSO_4$	1.08×10^{-10}	$Hg(OH)_2$	3.0×10^{-26}
BaS_2O_3	1.6×10^{-5}	Hg_2S	1.0×10^{-47}
$Bi(OH)_3$	4.0×10^{-31}	HgS（红）	4.0×10^{-53}
BiOCl	1.8×10^{-31}	HgS（黑）	1.6×10^{-52}
Bi_2S_3	1.0×10^{-97}	Hg_2SO_4	6.5×10^{-7}
$CaCO_3$	3.36×10^{-9}	KIO_4	3.71×10^{-4}
$CaC_2O_4\cdot H_2O$	2.32×10^{-9}	$K_2[PtCl_6]$	7.48×10^{-6}
$CaCrO_4$	7.1×10^{-4}	$K_2[SiF_6]$	8.7×10^{-7}
CaF_2	3.45×10^{-11}	Li_2CO_3	8.15×10^{-4}
$CaHPO_4$	1.0×10^{-7}	LiF	1.84×10^{-3}
$Ca(OH)_2$	5.02×10^{-6}	$MgCO_3$	6.82×10^{-6}
$Ca_3(PO_4)_2$	2.07×10^{-33}	MgF_2	5.16×10^{-11}
$CaSO_4$	4.93×10^{-5}	$Mg(OH)_2$	5.61×10^{-12}
$CaSO_3\cdot 0.5H_2O$	3.1×10^{-7}	$MnCO_3$	2.24×10^{-11}
$CdCO_3$	1.0×10^{-12}	$Mn(OH)_2$	1.9×10^{-13}
$CdC_2O_4\cdot 3H_2O$	1.42×10^{-8}	MnS（无定形）	2.5×10^{-10}
$Cd(OH)_2$（新析出）	2.5×10^{-14}	MnS（结晶）	2.5×10^{-13}
CdS	8.0×10^{-27}	Na_3ALF_6	4.0×10^{-10}
$CoCO_3$	1.40×10^{-13}	$NiCO_3$	1.42×10^{-7}
$Ni(OH)_2$（新析出）	2.0×10^{-15}	PbI_2	9.8×10^{-9}
α-NiS	3.2×10^{-19}	$PbSO_4$	2.53×10^{-8}
$Pb(OH)_2$	1.43×10^{-20}	$Sn(OH)_2$	5.45×10^{-27}
$Pb(OH)_4$	3.2×10^{-44}	$Sn(OH)_4$	1.0×10^{-56}
$Pb_3(PO_4)_2$	8.0×10^{-40}	SnS	1.0×10^{-25}
$PbMoO_4$	1.0×10^{-13}	$SrCO_3$	5.60×10^{-10}
PbS	8.0×10^{-28}	$SrC_2O_4\cdot H_2O$	1.60×10^{-7}
β-NiS	1.0×10^{-24}	SrC_2O_4	2.2×10^{-5}
γ-NiS	2.0×10^{-26}	$SrSO_4$	3.44×10^{-7}
$PbBr_2$	6.60×10^{-6}	$ZnCO_3$	1.46×10^{-10}
$PbCO_3$	7.4×10^{-14}	$ZnC_2O_4\cdot 2H_2O$	1.38×10^{-9}
$PbCl_2$	1.70×10^{-5}	$Zn(OH)_2$	3.0×10^{-17}
PbC_2O_4	4.8×10^{-10}	α-ZnS	1.6×10^{-24}
$PbCrO_4$	2.8×10^{-13}	β-ZnS	2.5×10^{-22}

附录六　常见配离子的稳定常数 $K_{稳}$（298.15K）

配离子	$K_{稳}$	配离子	$K_{稳}$
$[AuCl_2]^+$	6.3×10^9	$[Co(en)_3]^{2+}$	8.69×10^{13}
$[CdCl_4]^{2-}$	6.33×10^2	$[Co(en)_3]^{3+}$	4.90×10^{48}
$[CuCl_3]^{2-}$	5.0×10^5	$[Cr(en)_2]^{2+}$	1.55×10^9
$[CuCl_2]^{2-}$	3.1×10^5	$[Cu(en)_2]^+$	6.33×10^{10}
$[FeCl]^+$	2.29	$[Cu(en)_3]^{2+}$	1.0×10^{21}
$[FeCl_4]^-$	1.02	$[Fe(en)_3]^{2+}$	5.00×10^9
$[HgCl_4]^{2-}$	1.17×10^{15}	$[Hg(en)_2]^{2+}$	2.00×10^{23}
$[PbCl_4]^{2-}$	39.8	$[Mn(en)_3]^{2+}$	4.67×10^5
$[PtCl_4]^{2-}$	1.0×10^{16}	$[Ni(en)_3]^{2+}$	2.14×10^{18}
$[SnCl_4]^{2-}$	30.2	$[Zn(en)_3]^{2+}$	1.29×10^{14}
$[ZnCl_4]^{2-}$	1.58	$[AlF_6]^{3-}$	6.94×10^{19}
$[Ag(CN)_2]^-$	1.3×10^{21}	$[FeF_6]^{3-}$	1.0×10^{16}
$[Ag(CN)_4]^{3-}$	4.0×10^{20}	$[AgI_3]^{2-}$	4.78×10^{13}
$[Au(CN)_2]^-$	2.0×10^{38}	$[AgI_2]^-$	5.94×10^{11}
$[Cd(CN)_4]^{2-}$	6.02×10^{18}	$[CdI_4]^{2-}$	2.57×10^5
$[Cu(CN)_2]^-$	1.0×10^{16}	$[CuI_2]^-$	7.09×10^8
$[Cu(CN)_4]^{3-}$	2.00×10^{30}	$[PbI_4]^{2-}$	2.95×10^4
$[Fe(CN)_6]^{4-}$	1.0×10^{35}	$[HgI_4]^{2-}$	6.76×10^{29}
$[Fe(CN)_6]^{3-}$	1.0×10^{42}	$[Ag(NH_3)_2]^+$	1.12×10^7
$[Hg(CN)_4]^{2-}$	2.5×10^{41}	$[Cd(NH_3)_6]^{2+}$	1.38×10^5
$[Ni(CN)_4]^{2-}$	2.0×10^{31}	$[Cd(NH_3)_4]^{2+}$	1.32×10^7
$[Zn(CN)_4]^{2-}$	5.0×10^{16}	$[Co(NH_3)_6]^{3+}$	1.58×10^{35}
$[Ag(SCN)_4]^{3-}$	1.20×10^{10}	$[Cu(NH_3)_2]^+$	7.25×10^{10}
$[Ag(SCN)_2]^-$	3.72×10^7	$[Cu(NH_3)_4]^{2+}$	2.09×10^{13}
$[Au(SCN)_4]^{3-}$	1.0×10^{42}	$[Fe(NH_3)_2]^{2+}$	1.6×10^2
$[Au(SCN)_2]^-$	1.0×10^{23}	$[Hg(NH_3)_4]^{2+}$	1.90×10^{19}
$[Cd(SCN)_4]^{2-}$	3.98×10^3	$[Mg(NH_3)_2]^{2+}$	20
$[Co(SCN)_4]^{2-}$	1.00×10^5	$[Ni(NH_3)_6]^{2+}$	5.49×10^8
$[Cr(SCN)_2]^+$	9.52×10^2	$[Ni(NH_3)_4]^{2+}$	9.09×10^7
$[Cu(SCN)_2]^-$	1.51×10^5	$[Pt(NH_3)_6]^{2+}$	2.00×10^{35}
$[Fe(SCN)_2]^+$	2.29×10^3	$[Zn(NH_3)_4]^{2+}$	2.88×10^9
$[Hg(SCN)_4]^{2-}$	1.70×10^{21}	$[Al(OH)_4]^-$	1.07×10^{33}
$[Ni(SCN)_3]^-$	64.5	$[Bi(OH)_4]^-$	1.59×10^{35}
$[AgEDTA]^{3-}$	2.09×10^5	$[Cd(OH)_4]^{2-}$	4.17×10^8
$[AlEDTA]^-$	1.29×10^{16}	$[Cr(OH)_4]^-$	7.94×10^{29}
$[CaEDTA]^{2-}$	1.0×10^{11}	$[Cu(OH)_4]^{2-}$	3.16×10^{18}
$[CdEDTA]^{2-}$	2.5×10^7	$[Fe(OH)_4]^{2-}$	3.80×10^8
$[CoEDTA]^{2-}$	2.04×10^{16}	$[Ca(P_2O_7)]^{2-}$	4.0×10^4

续表

配离子	$K_稳$	配离子	$K_稳$
$[CoEDTA]^-$	1.0×10^{36}	$[Cd(P_2O_7)]^{2-}$	4.0×10^5
$[CuEDTA]^{2-}$	5.0×10^{18}	$[Cu(P_2O_7)]^{2-}$	1.0×10^8
$[FeEDTA]^{2-}$	2.14×10^{14}	$[Pb(P_2O_7)]^{2-}$	2.0×10^5
$[FeEDTA]^-$	1.70×10^{24}	$[Ni(P_2O_7)_2]^{6-}$	2.5×10^2
$[HgEDTA]^{2-}$	6.33×10^{21}	$[Ag(S_2O_3)]^-$	6.62×10^8
$[MgEDTA]^{2-}$	4.37×10^8	$[Ag(S_2O_3)_2]^{3-}$	2.88×10^{13}
$[MnEDTA]^{2-}$	6.3×10^{13}	$[Cd(S_2O_3)_2]^{2-}$	2.75×10^6
$[NiEDTA]^{2-}$	3.64×10^{18}	$[Cu(S_2O_3)_2]^{3-}$	1.66×10^{12}
$[ZnEDTA]^{2-}$	2.5×10^{16}	$[Pb(S_2O_3)_2]^{2-}$	1.35×10^5
$[Ag(en)_2]^+$	5.00×10^7	$[Hg(S_2O_3)_4]^{6-}$	1.74×10^{33}
$[Cd(en)_3]^{2+}$	1.20×10^{12}	$[Hg(S_2O_3)_2]^{2-}$	2.75×10^{29}

附录七　特殊试剂的配制方法

试剂	配制方法
0.1mol/L $BiCl_3$	溶解 316g $BiCl_3$ 于 220mL 6mol/L HCl 中，加水稀释至 1L
0.1mol/L $SbCl_3$	溶解 22.8g $SbCl_3$ 于 330mL 6mol/L HCl 中，加水稀释至 1L
0.1mol/L $SnCl_2$	溶解 22.6g $SnCl_2\cdot2H_2O$ 于 330mL 6mol/L 中，加水稀释至 1L，加入数粒金属锡粒，以防氧化
0.1mol/L $HgNO_3$	溶解 33.4g 硝酸汞晶体于 1L 0.6mol/L 硝酸中
0.1mol/L $Hg_2(NO_3)_2$	溶解 56.1g 硝酸亚汞晶体于 1L 0.6mol/L 硝酸中，并加少许金属汞
1mol/L $(NH_4)_2CO_3$	96g 研细的碳酸铵溶于 1L 2mol/L 的氨水
$(NH_4)_2SO_4$ 饱和溶液	50g $(NH_4)_2SO_4$ 溶于 10mL 热水，冷却后过滤
2mol/L Na_2S	溶解 240g 硫化钠晶体和 40g 氢氧化钠于水中，稀释至 1L
3mol/L $(NH_4)_2S$	在 200mL 浓氨水中，通入 H_2S 直至不再吸收为止，然后再加入 200mL 浓氨水，稀释至 1L
$K_3[Fe(CN)_6]$	取铁氰化钾 0.7～1g 溶解于水，稀释至 100mL（使用前临时配制）
2, 4-二硝基苯肼	称取 3g 2, 4-二硝基苯肼，溶于 15mL 浓硫酸中，将此溶液慢慢加入到 70mL 95%乙醇中，再加蒸馏水稀释到 100mL，过滤，滤液储存于棕色瓶中
氯化亚铜	称取 1g 氯化亚铜，加 1～2mL 浓氯水和水 10mL，用力振摇，静置片刻，倾出溶液，并投入一块铜片（或一根铜丝）储存备用（如果溶液由于被氧化而出现蓝色，可在温热下滴加 0.20mol/L 的盐酸羟胺至无色）
碘试剂	分别称取 2g 碘和 5g 碘化钾，溶于 100mL 蒸馏水中
斐林试剂　A 液	称取 5g 硫酸铜晶体溶于 100mL 蒸馏水中，浑浊时可过滤
B 液	称取 17g 酒石酸钾钠溶于 20mL 热水中，加入 20mL 5mol/L 的氢氧化钠溶液，再加蒸馏水稀释到 100mL。两种溶液分别储存，使用时再等量混合
希夫试剂	称取 0.2g 品红盐酸盐于 100mL 热水中，冷却后，加入 2g 亚硫酸氢钠和 2mL 浓盐酸，加蒸馏水稀释到 200mL，待红色褪去即可使用。若呈浅红色，可加入少量活性炭振摇并过滤，储存于棕色瓶中
亚硝酰铁氰化钠溶液	10g 亚硝酰铁氰化钠溶解于 100mL 水中，保存于棕色瓶中。如果溶液变绿就不能用了
班氏试剂	称取柠檬酸钠 20g，无水碳酸钠 11.5g，溶于 100mL 热水中。在不断搅拌下把含 2g 硫酸铜晶体的 20mL 水溶液慢慢加到此柠檬酸钠和碳酸钠的溶液中。溶液应澄清，否则需过滤
莫立许试剂	称取 α-萘酚 10g 溶于适量 75%乙醇中，并用 75%乙醇稀释至 100mL
塞利凡诺夫试剂	称取间苯二酚 0.05g 溶于 50mL 浓盐酸中，用水稀释至 100mL

续表

试剂	配制方法
米伦试剂	将 1g 金属汞溶于 2mL 浓硝酸中，加水到 6mL，加入活性炭 0.5g，搅拌，过滤
苯肼试剂	（1）溶解 4mL 苯肼于 4mL 冰醋酸中，加水 36mL，加入活性炭 0.5g，过滤，储存于棕色瓶中
	（2）也可以溶解 5g 盐酸苯肼于 160mL 水中，加入活性炭 0.5g，过滤，再溶解 9g 乙酸钠晶体而成
	（3）还可以将 2 份盐酸苯肼和 3 份乙酸钠晶体混合研匀，临用时取适量混合物溶于水，直接使用
重铬酸钾硫酸溶液	称取 10g 重铬酸钾置于 400mL 烧杯中，以少量水溶解后，在不断搅拌下注入浓硫酸 200mL，待溶解并冷至室温后，转移入试剂瓶中备用
蛋白质溶液	将鸡蛋或鸭蛋的蛋清以 10 倍体积的水稀释，混匀
蛋白质氯化钠溶液	按上法以 0.9%氯化钠溶液制成

（张稳稳）